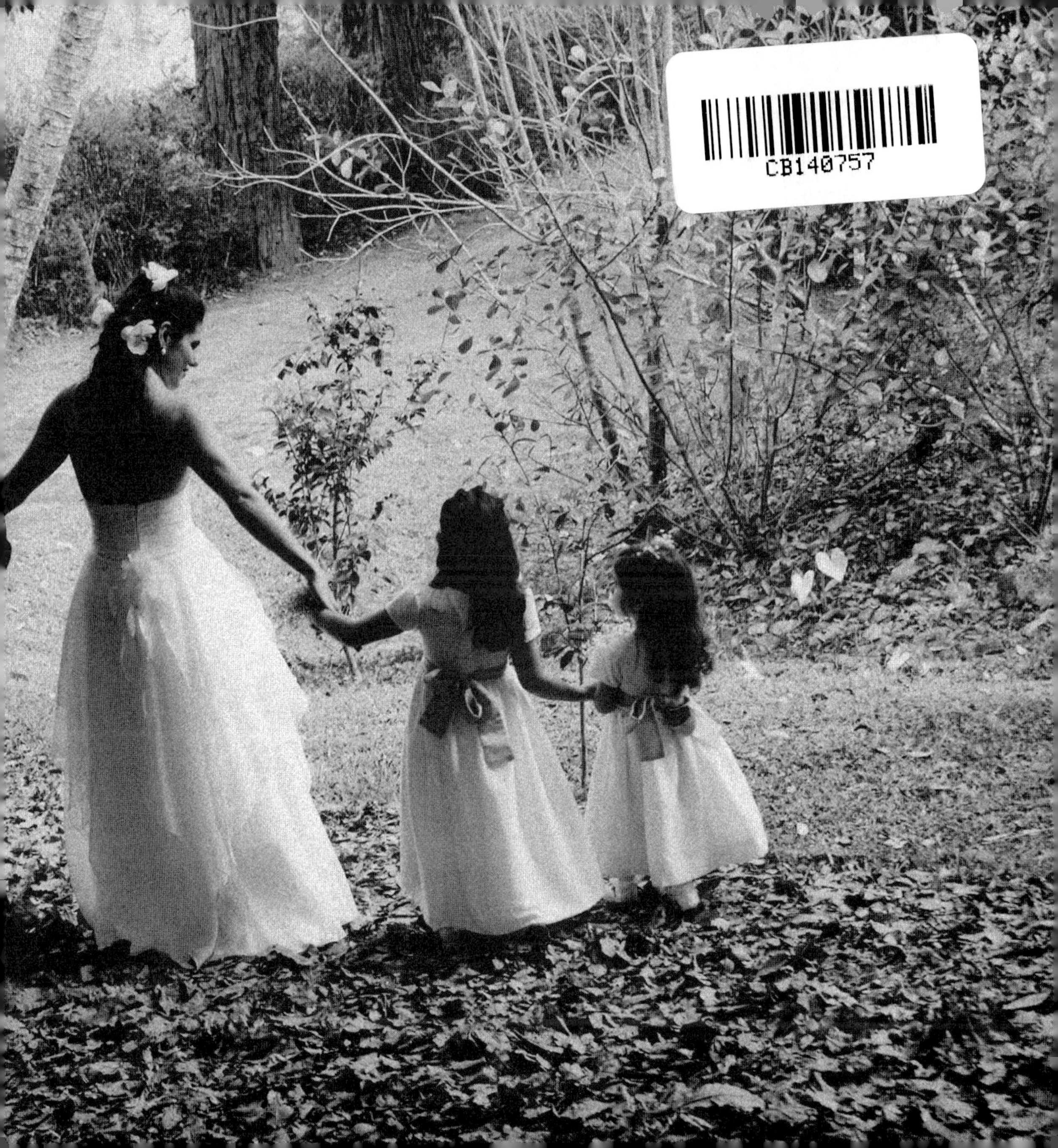

____

Nome da noiva

&

____

Nome do noivo

Vão se casar em

____ *de* ____________________ *de* ______

damas e pajens cerimonial lembrancinhas
decoração dia da noiva música lista de presente
bufê convites beleza foto e filmagem damas e
pajens cerimonial lembrancinhas decoração dia
da noiva música lista de presentes bufê convite
beleza foto e filmagem damas e pajens cerimon
lembrancinhas decoração dia da noiva música
lista de presentes bufê convites beleza foto e
filmagem damas e pajens cerimonial
lembrancinhas decoração dia da noiva música
lista de presentes bufê convites beleza foto e
filmagem damas e pajens cerimonial
lembrancinhas decoração dia da noiva música
lista de presentes bufê convites beleza foto e
filmagem damas e pajens cerimonial
lembrancinhas decoração dia da noiva música
lista de presentes bufê convites beleza foto e

Casar é muito fácil

damas e pajens cerimonial lembrancinhas
decoração dia da noiva música lista de presente
bufê convites beleza foto e filmagem damas e
pajens cerimonial lembrancinhas decoração dia
da noiva música lista de presentes bufê convite
beleza foto e filmagem damas e pajens cerimon
lembrancinhas decoração dia da noiva música
lista de presentes bufê convites beleza foto e
filmagem damas e pajens cerimonial
lembrancinhas decoração dia da noiva música
lista de presentes bufê convites beleza foto e
filmagem damas e pajens cerimonial
lembrancinhas decoração dia da noiva música
lista de presentes bufê convites beleza foto e
filmagem damas e pajens cerimonial
lembrancinhas decoração dia da noiva música
lista de presentes bufê convites beleza foto e

Patricia Figueira

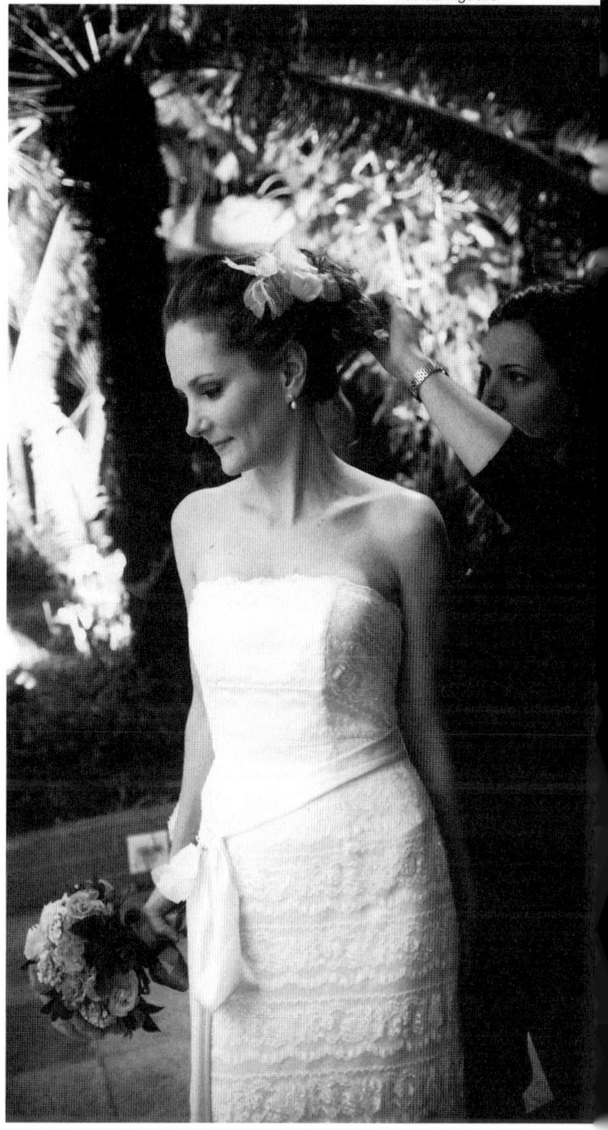

Por, gentilmente, cederem o material para ilustrar este livro, agradecemos aos fotógrafos Daud Pacha, Klacius Ank, Patricia Figueira e Renata Xavier e aos noivos: Valéria Eiras, Renata Domingues, Samantha Mendes, Juliana Barros, Camila e Daniel Mazini, Ingrid Hänel, Yasmin, Fabiana de Almeida e amigas, Julia Gaspar e amigas, Hege e Thor, Flávia e Rodrigo Freitas e Ana e Rogério Barreto.

Emanuelle Missura Luciana Bittencourt

Casar é muito fácil

500 dicas para você acertar no seu casamento

Rio de Janeiro
2008

RIO DE JANEIRO NOIVAS

HAMA editora

2008, Hama Editora Ltda.
Avenida das Américas, 5001/309 - Barra da Tijuca
Rio de Janeiro - RJ - CEP 22631-004
Telefax: (21) 2431-2112

Direção editorial: Rosangela Feitosa
Revisão: Irina Querette
Capa e projeto gráfico: Alexander "Shamou" Costa
Impressão e acabamento: Ediouro

www.hamaeditora.com.br

CATALOGAÇÃO NA FONTE

M678e Missura, Emanuelle
Casar é muito fácil : 500 dicas para você acertar no seu casamento / Emanuelle Missura; Luciana Bittencourt. – Rio de Janeiro : Hama Editora, 2008.
192 p. : il ; 18 x 18 cm . (Noivas Rio de Janeiro).

ISBN 978-85-86962-09-7

1. Casamento - Ritos e cerimônias. I. Título II. Bittencourt, Luciana. III. Série.

CDD - 392.5

Para Marcos, meu marido, meu amor... Por me fazer a mulher mais feliz do mundo e me apoiar e incentivar diariamente a trabalhar com casamentos, desde quando a Casar é Fácil ainda era um sonho distante.

Agradecimentos

Aos meus pais, irmã e familiares, que me fazem lembrar, todo dia, como é importante lutar por aquilo em que se acredita. Obrigada por tudo que vocês me ensinaram.

Ao meu sogro e à minha sogra pelo incentivo e segurança no dia em que decidi começar um novo capítulo na minha vida.

Às minhas queridas noivinhas, que permitiram que eu participasse não só dos seus lindos casamentos, mas também de suas vidas.

Às noivinhas da comunidade Casar é Fácil, sempre tão participativas, que, ao compartilharem suas experiências e sonhos, me ajudaram e me inspiraram para a criação deste livro.

Aos amigos que sempre disseram que eu deveria jogar tudo para o alto e trabalhar com casamentos.

A toda a equipe da Revista Noivas Rio de Janeiro, que me recebeu com muito carinho e me proporcionou a realização de mais um sonho: escrever esse livro. Tenho muito orgulho de fazer parte de uma equipe tão especial!

Emanuelle Missura

Para os meus grandes mestres Bibiano Gomes de Almeida Filho, Rosangela Feitosa e Sonia Biondo, por tudo que me ensinaram.

Para meus pais e irmãos, minha família querida, minha base, pelo apoio incondicional.

Para as minhas amigas afilhadas (Aline Pestana, Cristina Tavares, Ivna Maluly, Lívia Gonçalves, Patrícia Muricy Burridge, Raquel Carneiro, Renata Monteiro, Tatiana Machado e Tina Crespo), pela fonte de inspiração.

Para o meu amor, Leonardo, meu grande incentivador e companheiro de todas as horas.

Agradecimentos

Aos entrevistados da Revista Noivas Rio de Janeiro, principalmente, as noivas e os profissionais do setor de casamento, por compartilharem comigo as suas experiências e conhecimentos.

Às adoráveis e competentes jornalistas Analu Silva, Beatriz Nascimento, Cristiane Costa, Danielle Duran Baron, Nina Mansur e Viviane Nogueira, por me presentearem com um conteúdo rico e informativo, que me ajudou, e muito, na confecção deste livro.

Luciana Bittencourt

Apresentação

Elas já foram a muitos casamentos, muitos mesmo. Isso já poderia ser a inspiração para o olhar singular que elas têm quando o assunto é este tipo de celebração. Gostam tanto da energia deste momento que acabaram, apesar de trilharem caminhos bem diferentes, trabalhando e se especializando em casamentos. A administradora de empresas Emanuelle Missura se tornou cerimonialista e a jornalista Luciana Bittencourt, editora de uma revista especializada.

Para Emanuelle tudo começou muito cedo. Quando criança, colhia as flores do jardim e brincava que eram o buquê da noiva. Folheava revistas de noivas, recortava modelos de vestidos e grinaldas e guardava-os numa gavetinha, acreditando que um dia tudo aquilo seria realidade. E foi. Manú, como é conhecida por suas amigas e clientes, casou cedo e com toda a pompa e circunstância que tinha direito. Seu casamento, em julho de 2003, foi organizado em um ano e meio e, apesar de contar com uma competente cerimonialista, fez questão de participar ativamente de cada escolha. Sua paixão pelo assunto a fez continuar comprando todas as publicações sobre casamento mesmo depois de casada. Continuava tão empolgada, que passou a ajudar as amigas e as amigas das amigas, dando conselhos e contatos preciosos. Em pouco tempo, todo mundo queria uma dica dela. Foi quando Marcos, seu marido, que já não agüentava mais ouvir Manú falar de casamento, a incentivou a criar uma comunidade no recém-lançado site Orkut. A comunidade Casar É Fácil foi criada em outubro de 2004 e hoje conta com 10.451 membros. O estrondoso sucesso da iniciativa fez com que ela se dedicasse cada vez mais a casamentos e abrisse mão de dirigir a empresa da família. Hoje, Emanuelle está à frente do cerimonial Casar É Fácil e é colunista da Revista Noivas Rio de Janeiro.

Já a jornalista Luciana não planejou trabalhar com o tema casamento, mas se tornar uma editora de revista especializada no assunto não aconteceu por acaso. Desde a infância, sempre foi muito disponível a ajudar as amigas e a criar soluções para os mais diversos problemas. Esta característica acabou se refletindo em sua trajetória profissional: ela queria usar a informação para facilitar a vida das pessoas. Naturalmente, o jornalismo de serviço tomou conta de sua vida. Esta era a essência da sua atuação quando cobriu a área de gastronomia na Gazeta Mercantil, por mais de três anos, e passou a integrar a equipe de produção do programa Superbonita, exibido pelo GNT. Em paralelo a sua atuação nas redações do Rio de Janeiro, Luciana começou uma outra atividade: ser madrinha de casamento! A jornalista foi madrinha de casamento dez vezes. E cada vez que assumia este posto, se deparava com uma quantidade enorme de dúvidas e tarefas que cercam os noivos durante este período. Também percebeu que havia uma lacuna para publicações que esmiuçassem o tema. Daí surgiu a Revista Noivas Rio de Janeiro, repleta de serviços e soluções para quem vai casar.

E foi através da Noivas Rio de Janeiro que Emanuelle e Luciana se conheceram e firmaram uma parceria perfeita: o vasto conhecimento sobre o universo de casamento com a expertise de falar para mulheres. A concepção do livro aconteceu naturalmente. Como diariamente as duas estão envolvidas com dicas e soluções para tudo que envolve o universo das noivas, não foi difícil reunir em 192 páginas os conselhos mais importantes e mais freqüentes que elas costumam dar, seja nas páginas da revista ou através dos sites coordenados pelas duas profissionais.

O resultado é um livro repleto de dicas práticas, para ser carregado na bolsa, ficar na mesa do trabalho, na cabeceira ao lado da cama, para ser lido a toda hora. De leitura fácil e com conselhos saborosos, que só aqueles que têm prazer no que fazem sabem dar.

Siga as dicas e você vai ver o quanto casar é muito fácil!

Os editores

Sumário

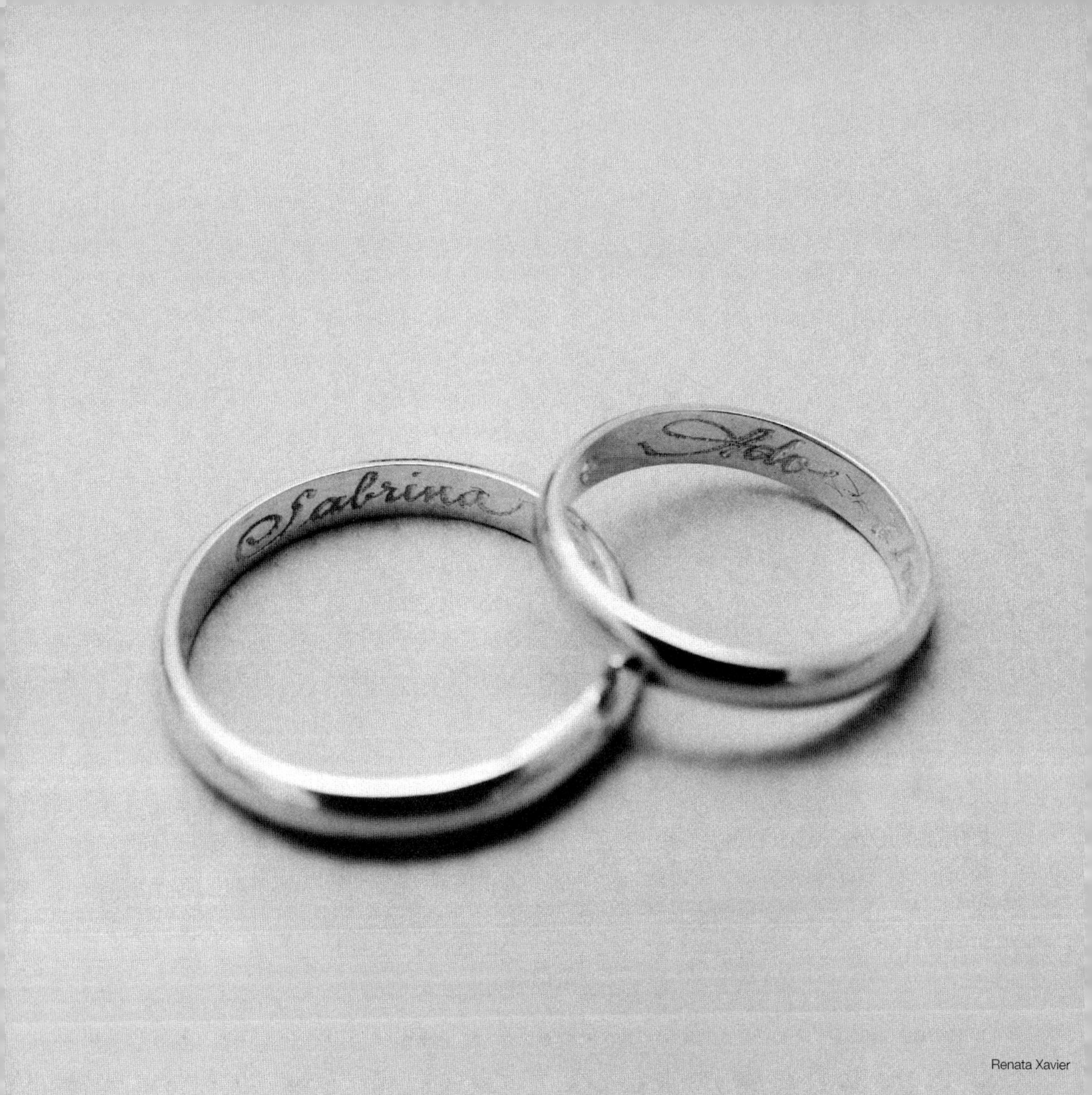

Renata Xavier

1

O primeiro passo

Qual a melhor maneira de comunicar às famílias que você vai casar? E quem paga o quê? É necessário usar anel de noivado? Essas são algumas dúvidas respondidas neste primeiro capítulo. Você também vai aprender um pouco sobre as principais religiões praticadas no Brasil e vai saber quais são as primeiras providências que devem ser tomadas, como, por exemplo, a escolha da data. Se você ainda não decidiu o dia do seu casamento, não perca tempo e faça isso o quanto antes!

1. Chegou o momento de anunciar às famílias que o casamento foi marcado. Vocês poderão oferecer um jantar ou, caso o tempo seja corrido, telefonar dando a ótima notícia. Hoje, muitas noivas enviam um *save the date*, costume americano que nada mais é do que um cartão informando a data do casamento e avisando os amigos para deixarem esse dia reservado.

2. Definam prioridades no casamento de vocês e comecem a fechar contratos com antecedência de um ano. Planejamento é a chave do sucesso. Assim, você conseguirá ter tempo para ver tudo com calma, contratar aquele tão sonhado fotógrafo e diluir melhor os custos.

3. Como serão divididas as despesas do casamento? Os pais pagarão? Os noivos pagarão? Hoje em dia, não existe regra fixa para isso. O ideal é uma reunião entre as famílias para decidir quem paga o quê. Lembrem-se de que esse momento tem que ser de muita alegria. Não deixem espaço para brigas e discussões. Uma boa idéia é abrir uma conta ou uma aplicação para os gastos do casamento. Assim, vocês não correm o risco de misturar despesas pessoais com as despesas da festa.

4. Antes de marcar a data do casamento, prestem atenção a alguns fatores importantes:
   - Se tiverem muitos parentes de fora da cidade, marcar o casamento no final de semana será a melhor opção.
   - Verifiquem se poderão tirar férias na mesma época e fujam das altas temporadas. Assim, vocês economizam na lua-de-mel.
   - Se o casamento for na praia ou em um jardim, fiquem atentos aos meses de chuva e frio.
   - Feriados, festas na sua cidade, Copa do Mundo ou Olimpíadas podem dificultar reservas de igrejas, salões de festas, etc. Além disso, o trânsito pode ficar bem complicado.

5. Tenha um caderno ou uma pasta para colocar tudo o que se refere ao casamento: recibos, contratos, dicas, recortes de revista, etc. Isso vai facilitar, e muito, o seu dia-a-dia.

6. Exija um contrato para cada serviço, especificando tudo combinado em detalhes. Essa é uma medida que protege tanto o contratante como o contratado, e pode salvar você de algumas surpresas.

7. O noivo que costuma seguir a tradição presenteia a noiva com um anel – geralmente um solitário de diamante. Que mulher não gosta de ganhar um diamante? O tamanho e a cor do metal ficam à escolha dos noivos. Não há uma regra, mas, normalmente, neste caso, o metal escolhido é o ouro branco.

8. Os noivos podem escolher se vão ou não usar alianças durante o noivado. Também é possível usar uma aliança no noivado e outra para o casamento ou permanecer com a mesma aliança, apenas trocando-a de mão quando o casamento for oficializado.

9. Hoje em dia, é comum os noivos procurarem alianças exclusivas, com design e material diferenciados. Elas podem ser mais grossas, em ouro branco ou amarelo, com diferentes texturas, formas e até ter palavras significativas para o casal.

10. Lembre-se de gravar a data da cerimônia na face interna da aliança. Alguns casais também optam por gravar o nome do marido ou da mulher.

11. Cuidado para não ficar tão envolvida com os preparativos do casamento e esquecer do seu noivo. Algumas noivas se envolvem tanto com o casamento que acabam deixando os noivos de lado. Não cometa este pecado.

12. Ao fazer orçamentos, procure sempre saber o preço à vista e tente algum tipo de desconto ou até mesmo uma forma de pagamento mais flexível. Casar em dia de semana ou domingo é sempre mais econômico, assim como nos meses de janeiro e fevereiro.

13. Faça a sua festa de acordo com o seu sonho e estilo. Em uma festa bacana, é percebido o toque pessoal dos noivos em todos os detalhes.

14. Reproduzir tudo que está na moda ou o que foi visto no casamento de outras pessoas é muito arriscado. Vocês correm o risco de a festa ficar *over* e ainda de não ter a ver com vocês.

15. Sinta-se noiva desde o pedido de casamento até o último segundo de festa. Aproveite demais, pois passa rápido e deixa muita saudade.

16. Confie nos profissionais que você escolheu. Afinal, eles tem o know-how de quem realiza casamentos todos os dias. Acredite sempre que vai dar tudo certo!

17. Seguir a indicação de quem já casou ou de profissionais em que você confia sempre é bom.

18. Planeje seu casamento e reserve tempo na agenda para pesquisar. Tudo que se faz com calma dá certo e evita gastos inesperados.

19. É muito importante fazer um cronograma do casamento e ir dando *updates* de acordo com os fechamentos. Na semana do casamento, faça um *checklist* com todos os profissionais envolvidos. Se tiver o apoio de um cerimonialista, deixe que ele faça essa parte.

20. Se possível, não trabalhe na semana do casamento. São muitos os detalhes e as tarefas que ficam para esses últimos dias, tais como o ensaio da cerimônia, arrumar a mala da lua-de-mel, organizar a mudança para a nova casa. Será muito bom se você ainda tiver tempo para os cuidados de beleza e relaxar junto aos familiares e amigos.

21. Faça aquilo que estiver ao seu alcance para realizar o casamento dos seus sonhos sem nunca esquecer o mais importante: tudo deve ser bastante verdadeiro, repleto de amor e de acordo com as suas possibilidades.

22. O casamento é um dos sete sacramentos da Igreja Católica e existem algumas regrinhas para a sua realização. Se os dois noivos forem católicos, a cerimônia é realizada sem problemas. Se um for católico e o outro cristão, é preciso solicitar uma licença ao bispo para a realização de um casamento de mista religião. Se um for católico e o outro não-cristão, é necessário que este aceite e receba o casamento como sacramento.

Klacius Ank

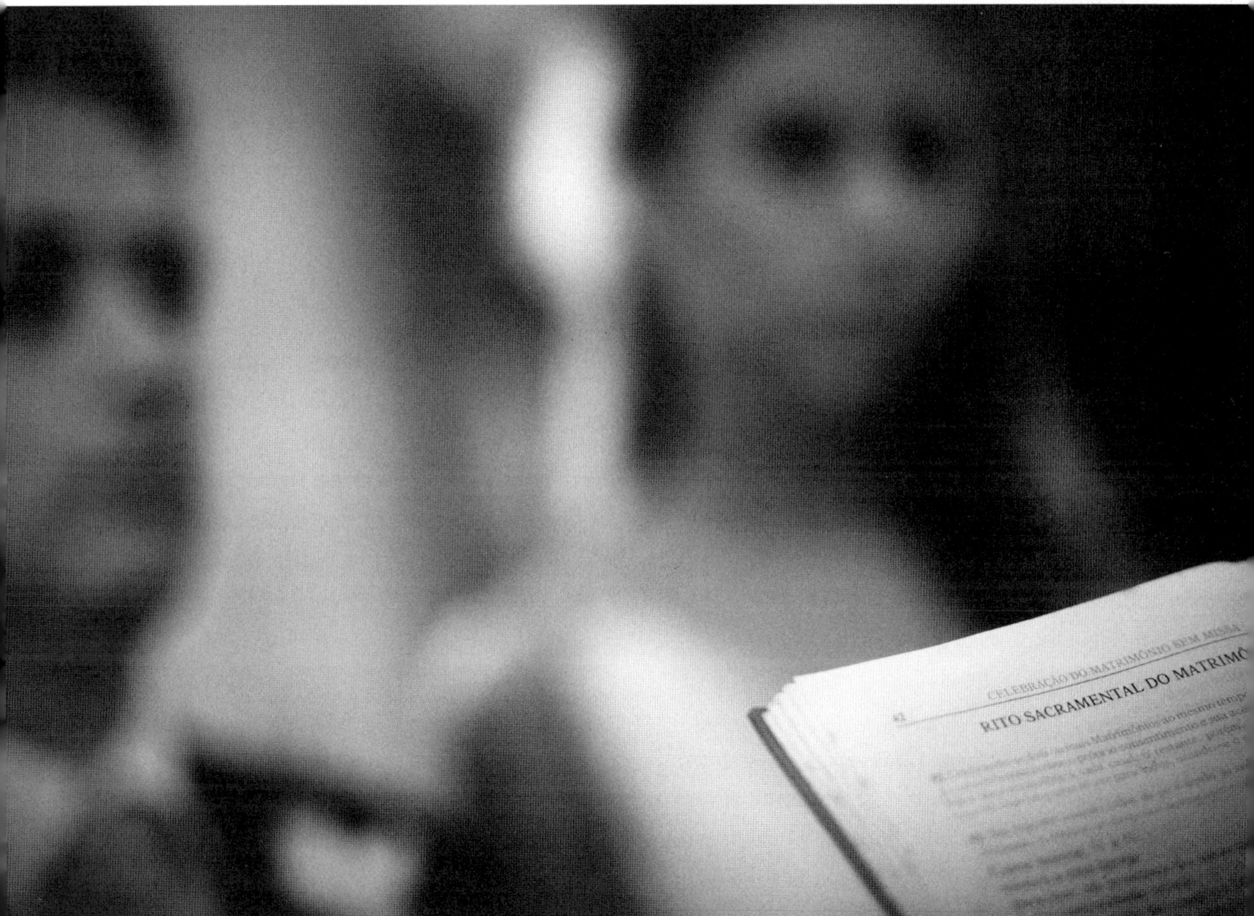
42
CELEBRAÇÃO DO MATRIMÔNIO SEM MISSA
RITO SACRAMENTAL DO MATRIMÔ

23. O batismo também é indispensável para a realização da cerimônia, mas basta um dos noivos ser batizado. Os documentos necessários para a realização do casamento católico são a certidão de batismo, certidão de nascimento, carteira de identidade e certificado de conclusão do Encontro de Preparação dos Noivos. O objetivo do encontro é preparar os noivos espiritualmente para a união a dois e, principalmente, explicar o que é o sacramento. A documentação deve ser solicitada na paróquia da noiva, depois, encaminhada para a paróquia da igreja onde será realizado o casamento. Pela Igreja Católica, a união entre homem e mulher é indissolúvel. Mas há casos em que o casamento pode ser anulado.

24. O ritual da Igreja Católica vem da Roma Antiga. Enquanto o noivo aguarda no altar, a noiva deve entrar na igreja sozinha, caso ela se sinta à vontade, ou acompanhada do pai, irmão, avô ou qualquer outra pessoa de sua escolha. Há uma razão para os noivos chegarem separados: eles sairão juntos, representando a união. Depois da leitura, vem o ápice da cerimônia: os votos, momento em que os noivos se comprometem a ficar juntos "na alegria e na tristeza, na saúde e na doença e na riqueza e na pobreza". Então, eles trocam alianças, que selam a união do casal, se beijam e recebem a bênção do padre. Quando a cerimônia termina, normalmente, os noivos são os primeiros a deixar a igreja, seguidos pelos pajens e damas e por seus pais e padrinhos.

25. O casamento nas igrejas evangélicas é, de um modo geral, parecido com o ritual da Igreja Católica. A noiva entra, geralmente, acompanhada de seu pai, enquanto o noivo a espera no altar. Durante a cerimônia, há a leitura de textos bíblicos e o pastor ou ministro fala algumas palavras sobre o amor, o casamento e a família. Uma das diferenças é que a leitura dos textos no casamento evangélico é mais livre que na cerimônia católica. O sacerdote pode escolher qualquer trecho da Bíblia, enquanto o padre deve ler um texto dos manuais de ritos da Igreja Católica.

26. A troca de alianças e a bênção do casal são os momentos mais importantes da cerimônia. Durante a troca de alianças, os noivos fazem seus votos, como na cerimônia católica. No momento da bênção, normalmente, eles se ajoelham enquanto o sacerdote faz uma oração. Depois de finalizada a cerimônia, os noivos saem do templo, seguidos pelos seus pais e padrinhos, da mesma forma que no ritual católico.

27. Existem duas grandes diferenças entre o casamento evangélico e o católico. A primeira é que pastores podem realizar a cerimônia em qualquer lugar fora do templo, enquanto padres só estão autorizados a fazer casamentos dentro das igrejas. A segunda é que o casamento religioso de pessoas divorciadas é permitido, ao contrário do que ocorre na Igreja Católica. O curso de noivos não é obrigatório para os evangélicos, mas pode acontecer em algumas igrejas e algumas denominações.

28. Questões como bebidas alcoólicas e pista de dança na festa são polêmicas no meio evangélico. As igrejas mais rígidas sugerem que os noivos não sirvam bebidas alcoólicas, nem tenham DJs e pista de dança.

29. Há três principais correntes no judaísmo: Ortodoxa, Conservadora e Reformista. Como regra geral, os judeus não realizam cerimônia religiosa de casamento quando um dos noivos é de outra fé, a não ser que haja conversão ao judaísmo. O celebrante é o rabino e o casamento pode ou não ser realizado em uma sinagoga. A diferença principal do casamento judaico para o casamento nas outras religiões é a filosofia por trás da cerimônia. Para os judeus, cada ser humano é uma metade e as pessoas só se completam quando encontram sua outra metade e concretizam essa união, não é apenas o ato de unir oficialmente duas pessoas. Elas se complementam e se tornam uma só pessoa.

30. O mais importante do casamento judaico é a chupá, espécie de toldo sob o qual os noivos se posicionam durante a cerimônia. A cobertura é uma representação da casa do noivo, onde ele recebe sua futura esposa. A chupá pode ser qualquer tipo de cobertura. O mais importante é que haja um teto sobre a cabeça casal. Embaixo dela, ficam os noivos, o rabino e os pais dos noivos.

31. A cerimônia começa com a entrada do noivo, que se posiciona embaixo da chupá. Em seguida, entra a noiva acompanhada do pai ou dos pais. Ela fica à direita do noivo, porque os judeus acreditam que o lado direito é o lado da sorte. Depois, o rabino faz orações para abençoar e santificar a união.

32. O momento da aliança é o mais importante da cerimônia. Ao contrário dos casamentos nas outras religiões, somente o noivo coloca a aliança no dedo da noiva. Outra diferença é que a aliança é colocada no dedo indicador da mão direita da mulher, porque os judeus acreditam que isso atrai sorte e afasta os azares que a vida pode trazer ao novo casal. O homem pode ou não usar aliança, mas ela não é colocada durante o casamento. Isso porque, antigamente, os homens judeus podiam casar com várias mulheres. Por isso, pela tradição, só as mulheres precisam usar alianças, para mostrar que são comprometidas.

33. Para encerrar a celebração, o rabino faz a Oração das Sete Bênçãos, para santificar a união e pedir a Deus que ela seja eterna. Depois da oração, o noivo quebra uma taça de vidro com o pé, para relembrar a destruição do templo de Jerusalém. O povo judeu assumiu um compromisso de que, mesmo nos momentos mais alegres, não deixaria de relembrar os momentos difíceis. Depois de quebrada a taça, todos gritam mazel tov, que significa boa sorte. Depois da cerimônia, os noivos ficam sozinhos por alguns minutos em um local fechado. Este momento é chamado de yichud. A

tradição judaica diz que, antes do casamento, eles não podem ficar sozinhos em um mesmo recinto. O yichud é um simbolismo de que, agora, depois de casados, podem. Nesse quarto, normalmente, há comida e bebida, e os noivos aproveitam para comer, já que dificilmente terão tempo para isso durante a festa.

34. Uma curiosidade: nas celebrações judaicas, não há padrinhos ou madrinhas, mas sim duas testemunhas, que têm que ser homens. Essa tradição vem desde os tempos nômades do povo judeu. Como antigamente não havia documentos para comprovar o casamento, as testemunhas serviam para provar que aquela união realmente tinha acontecido.

35. O judaísmo aceita o divórcio e um novo casamento. Se a pessoa está casando de novo é porque ainda não encontrou a sua metade. E encontrar a sua metade é o mais importante para os judeus.

36. Diferente do que muitos pensam, a cerimônia ortodoxa não tem nada a ver com a cerimônia católica. O ritual ortodoxo do matrimônio é celebrado segundo o antigo Rito Bizantino do século IV, muito rico em simbolismos. Os ortodoxos conservam a tradição cristã-oriental.

37. Para um não-ortodoxo se casar com um ortodoxo, ele deve ser batizado e receber o Sacramento da Crisma na Igreja Ortodoxa. Também é necessário participar de duas palestras sobre os ensinamentos da Igreja, sobre os sacramentos e sobre o ritual do matrimônio, entre outras coisas. A cerimônia só pode ser realizada fora da igreja em casos de real necessidade. Para os ortodoxos, a aliança possui um significado interessante. O círculo é o símbolo da eternidade, porque sua forma não apresenta começo nem fim, e representa a eternidade da união que se inicia. O início da cerimô-

nia é marcado pela bênção dos noivos com o Santo Evangelho, seguida da invocação inicial à Santíssima Trindade. Depois, vêm as súplicas pela paz no mundo, pela Igreja e pelos noivos e, na seqüência, mais orações e a bênção. No momento da colocação das alianças, as mãos dos noivos ficam postas uma sobre a outra. Em seguida, ocorre a coroação dos noivos, a oração do Pai-Nosso e a bênção do cálice comum, quando eles bebem da mesma taça, que representa o símbolo da comunhão da vida que os dois vão experimentar – alegrias somadas e tristezas divididas. Antes de tirar as coroas, há uma procissão no altar e uma oração e, depois, as orações finais.

38. A cerimônia ortodoxa possui algumas características peculiares. Não há o sim dos noivos, pois o momento está implícito na celebração, e eles só se dão as mãos após a colocação das alianças, que é feita por um sacerdote, porque ele é o Ministro do Sacramento. O ponto máximo e considerado essencial do ritual ortodoxo é a coroação do casal, representando o rei e a rainha de um pequeno lar que juntos deverão governar com sabedoria. A religião acredita que o matrimônio representa uma coroa de glória e honra concedida por Deus a seus servos.

39. Ao fim da cerimônia, os noivos dão três voltas em torno do altar, no sentido anti-horário, glorificando a Santíssima Trindade e buscando, para sua união, reflexos da eternidade de Deus. À frente, vai o sacerdote, conduzindo-os nos primeiros passos da vida de matrimônio cristão. Neste momento, o padre pode estar segurando o turíbulo – vaso de onde sai a fumaça do incenso, simbolizando as orações que devem subir a Deus – e uma vela – luz de Cristo para iluminar a vida do casal.

40. Ao contrário do que muitos pensam, o budismo possui várias ramificações. E cada uma tem detalhes específicos na sua cerimônia de casamento. Aqui, abordamos o ritual da Nichiren Shoshu, uma linha que possui cerca de 3.500 seguidores no Brasil e 1 milhão em 40 países do mundo.

41. A cerimônia religiosa dura, em média, 30 minutos, e pode ser realizada tanto no templo como em salões de festa ou residências. Quem conduz o processo é o reverendo prior e, caso ele não esteja presente, um dos reverendos assistentes. A forma de conduzir a cerimônia é no estilo japonês e as formalidades são em português.

42. O casamento é fundamentado no princípio de que o noivo e a noiva contraem o compromisso de matrimônio perante o Gohonzon, objeto de adoração da religião.

43. Diferentemente do que ocorre na cerimônia católica, os noivos e seus pais ficam sentados durante o casamento. Na cerimônia original japonesa, os noivos entram primeiro e aguardam o reverendo. Não há aquela pompa toda na entrada da noiva. Mas, no Brasil, a noiva costuma entrar com o pai, por ser uma tradição local. A celebração começa com a leitura do Sutra e uma oração chamada Gongyo. Em seguida, o ponto alto da cerimônia, o San-San Kudo, que é o ato de tomar saquê três vezes em três taças próprias para esta ocasião. Noivo e noiva bebem e, depois, oferecem o mesmo saquê aos representantes das famílias que estão sentados nos assentos reservados, representando a solidificação do relacionamento entre as famílias. Depois, o reverendo faz a leitura das palavras de orientação, que contêm os ensinamentos do Buda Original Nichiren Daishonin e incentivos e felicitações para os noivos.

44. Na cerimônia original japonesa, o casamento termina neste ponto. A troca de alianças, que é um costume ocidental, foi incorporada à cerimônia budista nos países ocidentais, encerrando o ritual.

45. Para casar na religião, é necessário que, pelo menos, um dos noivos seja adepto praticante da Nichiren Shoshu. O vestido de noiva tradicional não é obrigatório. Os noivos podem usar a roupa

que quiserem, independente da cor. A religião não faz qualquer objeção quanto à ingestão de bebidas alcoólicas ou músicas na festa. O Budismo não estabelece regras para beber ou festejar. Cada um é responsável pelos seus atos. Os noivos devem avaliar criteriosamente o que fazer ou deixar de fazer.

46. Se as famílias dos noivos são de religiões diferentes, converse com os pais e entrem em um acordo. Tentem encontrar um meio-termo para que consigam agradar a todos sem ofender ninguém. Afinal de contas, os pais, apesar de suas crenças, querem a felicidade dos filhos, principalmente numa data como esta.

Suas anotações

Renata Xavier

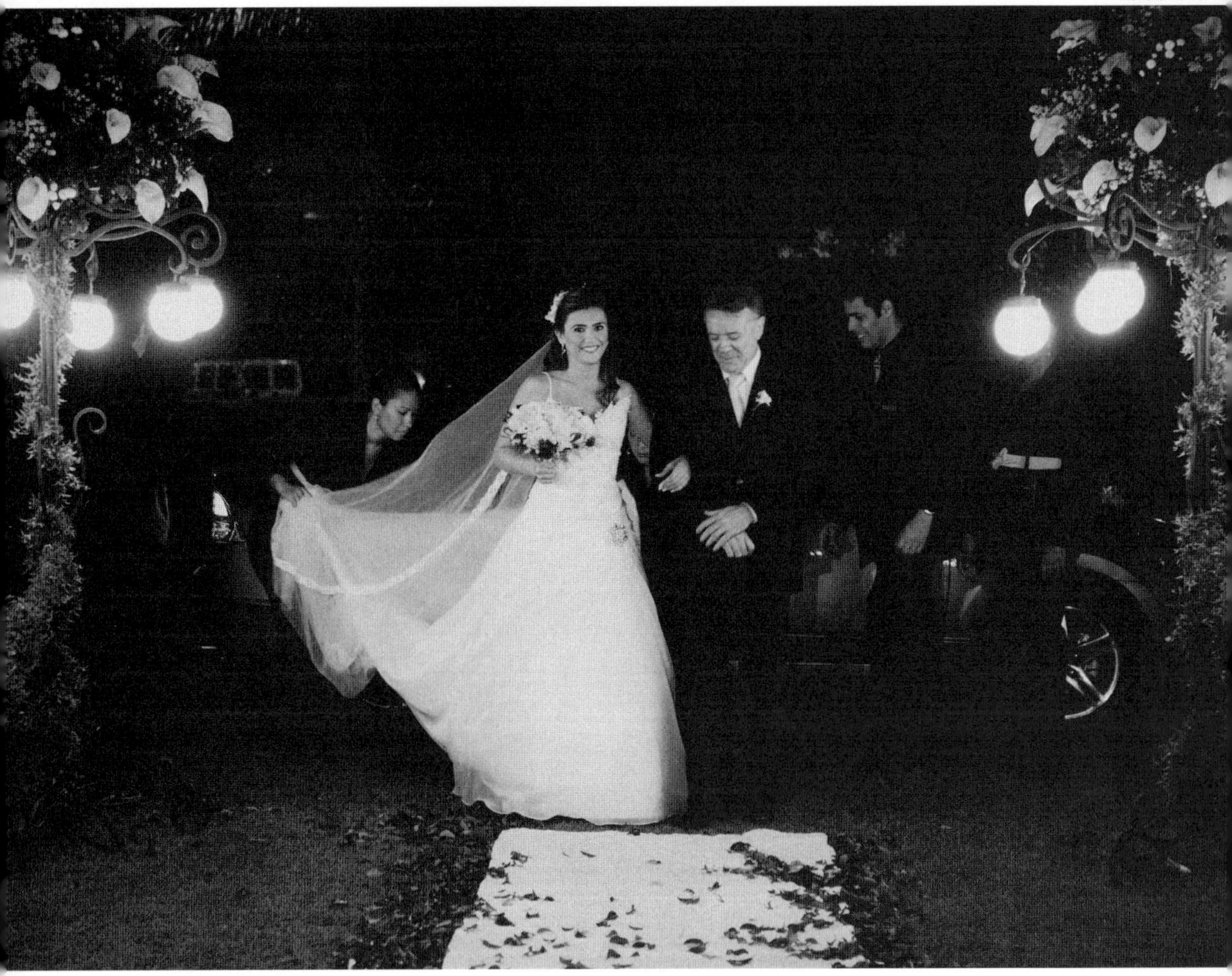

2

Cerimonial tintim por tintim

Você sabe exatamente qual é a função do cerimonialista? Quem entra primeiro e como fica a distribuição das pessoas durante a cerimônia religiosa? São muitas as questões que envolvem o cerimonial e nós respondemos praticamente todas elas. Outro assunto que merece destaque é a lista de convidados, um dos pesadelos das noivas. Convidar pessoas demais ou de menos, esquecer aquele amigo de infância, chamar ou não chamar os colegas do trabalho, como sair de saias justas com convidados inconvenientes... Todos esses assuntos e mais um pouco, você verá nas páginas seguintes. Tenho certeza de que, depois da leitura, você só terá sonhos bons com o seu casamento.

Não existe festa sem brinde e, em um momento tão especial como o casamento, o melhor é brindar com estilo, sem abrir mão da qualidade. A Chandon, grife de espumantes, é responsável por um dos melhores rótulos produzidos nas Américas, o Chandon Excellence.

A marca oferece outros quatro espumantes aos consumidores brasileiros: o Réserve Brut, o Brut Rosé, o Riche Demi-Sec e o Passion. Os dois primeiros são os mais servidos nos casamentos no Brasil. Mas para uma festa ser completa, o ideal é servir o espumante tipo brut ao longo da comemoração e trocá-lo pelo Riche Demi-Sec quando for servir as sobremesas, o bolo e os doces.

A Chandon pertence ao grupo francês Louis Vuitton-Moët Hennessy (LVMH), o maior conglomerado de produtos de luxo do mundo. A famosa marca de bebida chegou ao Brasil em 1973, quando a Maison Moët & Chandon, procurando os melhores terroirs para seus vinhedos, encontrou Garibaldi, na Serra Gaúcha, e instalou aí uma das quatro unidades no mundo onde são elaborados os espumantes da marca. As outras unidades se encontram na Argentina, nos Estados Unidos e na Austrália.

Para atender o público que deseja qualidade e sofisticação, a Maia Bebidas Finas, distribuidora com 15 anos de experiência, vende Chandon para todos os tipos de evento. A empresa comercializa cerca de seis mil garrafas de Chandon por mês e atende a região metropolitana, o litoral sul (Costa Verde) e a região serrana do Rio de Janeiro. Como sempre tem grandes quantidades em estoque, é possível atender pedidos com 48 horas de antecedência.

47. O cerimonialista ou assessor de eventos é o anjo da guarda que toda noiva deveria ter, pois absorve todas as preocupações que você não precisa e nem deve ter.

48. Antes de contratar qualquer serviço, contrate um cerimonialista. Seja criteriosa e escolha alguém que transmita segurança. Responsabilidade e atenção são qualidades fundamentais para esse profissional que será contratado para realizar os seus sonhos.

49. É ótimo quando a noiva se cerca de pessoas tranqüilas e que mantêm o pensamento positivo. Assim, mesmo que alguns imprevistos aconteçam, ela se sente segura.

50. Não fique tensa no dia do casamento, porque senão você não aproveitará nada da festa. Se você confia nos profissionais quc contratou, não há motivos para ficar ansiosa.

51. Quando for contratar um cerimonialista, pergunte se ele estará presente no dia do casamento. É importante que ele acompanhe toda a organização da cerimônia e da festa até o final.

52. Antes de contratar qualquer serviço, tenha a lista de convidados fechada. Isso vai ajudar você a controlar melhor os custos do seu casamento e a se manter fiel ao seu orçamento.

53. Na hora de acertar os detalhes da festa, vocês devem se colocar no lugar dos convidados e pensar nos mínimos detalhes: se o local tem estacionamento para todos os carros, se é neces-

sária a colocação de toldos, se o número de garçons, manobristas e seguranças é suficiente para atender todo mundo.

54. Se o local da festa for distante ou se você for receber muitos convidados de fora, é interessante anexar ao convite um mapa indicando o caminho.

55. Caso você receba muitos convidados de fora que vão se hospedar em hotéis é de bom-tom contratar uma van para levá-los do hotel à festa.

56. É muito delicado reservar hotéis para os convidados que vierem de fora. Faça reserva com antecedência. Vai que você ganha um superdesconto?

57. Quando achar algum fornecedor que gostou e que cabe no seu orçamento, feche com ele. Se você ficar vendo todos os fornecedores de todas as áreas, ficará mais confusa e acabará fechando com o último que viu, que não necessariamente será o melhor. Ah! Empatia é fundamental!

58. Pense bem nos profissionais que você vai contratar. Por mais que pague caro, no final, você percebe que vale a pena.

59. Escolha a dedo os profissionais que vão participar do seu casamento e confie neles. Também é importante que eles se dêem bem entre si para que tudo dê certo e saia como você sempre sonhou.

60. Organize o casamento com a ajuda do seu noivo e compartilhe as decisões mais importantes. Tudo tem que estar ótimo para os dois

61. Faça uma planilha listando todos os gastos do casamento. Consulte sempre para saber quanto você está gastando e não estourar o orçamento.

62. Além da ajuda do cerimonial, delegue tarefas para sua mãe, sogra ou amigas. É importante ter com quem contar nesse período. Fazer tudo sozinha é muito estressante e você acaba não curtindo esse momento. Pedir ajuda é fundamental.

63. Existem diversas empresas especializadas em bufês para festas e casamentos. Por isso, pesquise bastante, levando em consideração a qualidade e o preço. Lembre-se de que é muito desagradável chegar numa festa em que é difícil comer, os garçons são disputados ou cujo menu não é agradável. Dessa maneira, recomendamos uma boa conversa com o bufê escolhido para estudar o cardápio e adequá-lo ao perfil de sua festa e de seus convidados.

64. Faça também quantas degustações forem necessárias até que seu paladar esteja convencido de que aquele é o bufê e o menu ideais para a sua festa!

65. É muito indelicado fazer os convidados esperarem. É tolerável, no máximo, 30 minutos de atraso.

66. Para ter uma igreja cheia de convidados e evitar atrasos na programação da festa, antecipe o horário no convite, do início da cerimônia, em 30 minutos.

67. Opções para o cortejo:

- Para a entrada do cortejo, as mulheres sempre estarão à direita dos homens. No altar, o lado do noivo e de sua família é o direito e o da noiva e sua família, o esquerdo.
- Primeiro, entram os padrinhos alternando entre os da noiva e os do noivo. É bacana dar um espaço entre um casal e outro para que o fotógrafo consiga registrar as imagens.
- Mãe da noiva e pai do noivo entram logo após os padrinhos e se posicionam do lado esquerdo do altar. O pai do noivo permanece com a mãe da noiva até a chegada do pai da noiva. Se, por acaso, os pais forem falecidos, qualquer pessoa significativa na vida dos noivos poderá representá-los.
- O noivo entra com a sua mãe. Na ausência da mãe, ele poderá entrar com sua avó, irmã ou tia. O importante é que seja uma pessoa especial para marcar este momento. Eles se posicionam do lado direito do altar.
- As daminhas e pajens entram antes da noiva com uma música escolhida especialmente para eles. Sugerimos que as crianças fiquem sentadas nos degraus do altar.
- A hora mais esperada: a entrada da noiva. Ela dá o braço esquerdo ao pai e segura o buquê com a mão direita. Aproveite esse momento tão marcante e procure entrar bem lentamente, apreciando cada segundo.
- O noivo, então, desce e vai ao encontro de sua noiva. A noiva cumprimenta seu pai e depois o noivo faz o mesmo. Nesse momento, o pai da noiva se dirige para o seu lugar no altar ao lado da mãe da noiva, cumprimenta o pai do noivo e eles trocam de lugares.
- Os noivos sobem ao altar e a noiva entrega o seu buquê para a sua mãe, que segura até o fim da cerimônia.

- Na hora dos cumprimentos há duas opções. Vão juntos cumprimentar todos que estão no altar, ou enquanto a noiva cumprimenta o lado da família do noivo, ele faz o mesmo do lado dela. E vice-versa. Mas atenção: se você contratar uma única câmera, o ideal é fazer o cumprimento junto com o seu noivo, para o cinegrafista pegar todas as expressões de vocês.
- Após os cumprimentos, os noivos, pais, pajens e damas se posicionam no centro do altar para uma foto.
- Depois saem os noivos, casadíssimos. As crianças, pais da noiva, pais do noivo e padrinhos saem na mesma ordem que entraram.
- Uma outra opção menos usada é a saída dos noivos por último. Neste caso, os pais e padrinhos participam da chuva de arroz.

68. Filhos de pais separados, geralmente, passam por saias justas quando estão prestes a casar e ficam preocupados com a forma do cortejo do casamento. Existem pais que se toleram e entram juntos sem questionar, pensando na felicidade dos noivos, e os que não aceitam nem ficar lado a lado no altar. Na nossa opinião, pais separados deixam de ser separados no dia do casamento dos filhos. É um dia especial e as diferenças precisam ser deixadas de lado.

69. Se os pais não aceitam ficar um ao lado do outro no altar durante a cerimônia, o ideal é escalar um irmão, primo ou tio querido para ficar ao lado da mãe e uma figura feminima importante para ficar ao lado do pai.

70. Se a situação for pior ainda, eles não aceitam que o outro fique no altar, a solução é mudar todo o cortejo, colocando o pai no primeiro banco da igreja e deixando a mãe no altar com outra pessoa. O essencial é descobrir uma forma que fique agradável para todos.

71. Quando a noiva tem pai e padastro, ela pode, se quiser, entrar com os dois, mas a igreja precisa ser bem grande e larga. Ou ela entra até um certo momento com o padrasto e, depois, troca com o pai, que a conduz até o altar. Essa ordem pode ser trocada de acordo com as afinidades.

72. Quando a noiva não tem pai, ela pode entrar com o avô, irmão e até um tio querido ou sozinha, mas é preciso coragem para caminhar por toda a nave da igreja, pois a emoção é grande. Se a opção for essa, o buquê deve ser segurado com as duas mãos.

73. Em alguns casamentos, os noivos descem do altar para buscar suas noivas no meio da nave da igreja. Já soubemos de mães que entraram com suas filhas, o que também ficou muito emocionante.

74. Ao fazer a lista de convidados, dê preferência a pessoas especiais, que tenham um vínculo maior com vocês.

75. Não tenha receio de limitar a lista de convidados. Melhor oferecer do bom e do melhor a um número menor de pessoas do que restringir qualidade e quantidade do que será servido.

76. Alguns convidados não entendem a importância de um casamento e pedem convites a mais. A solução é dizer não quando for preciso, doa a quem doer. Se alguém tem que ficar sem graça, que seja o convidado inconveniente, e não você.

77. Adote critérios para fazer sua lista de convidados. Isto é muito importante, principalmente, para quem trabalha em empresas com muitos funcionários. Selecione o setor ou departamento que deve ser convidado e veja quem realmente comparecerá ao casamento.

78. Faça a lista de convidados com muita atenção. Na correria, algumas pessoas queridas acabam sendo esquecidas e você só lembra quando dá de cara com elas na rua. Aí, só resta pedir desculpas e dizer a verdade: que você a esqueceu.

79. Para o convidado, um convite de casamento tem o significado do que irá ser o evento. Pelo esmero e bom-gosto na escolha, percebe-se a importância que se está dando ao acontecimento.

80. Um convite sofisticado com cor especial e acabamento refinado sugere um casamento de alto padrão, após as 20h, enquanto um convite com papel reciclado, em cores claras e com acabamento floral sugere um casamento descontraído durante o dia.

81. É deselegante convidar algumas pessoas para a festa e outras somente para a cerimônia. Se não puder chamar todas para a cerimônia e festa, é melhor reduzir a sua lista.

82. No Brasil, é comum anexar ao convite um cartãozinho com os seguintes dizeres: após a cerimônia, os noivos recepcionarão os convidados no salão em tal endereço. No mesmo cartão, pode ser colocado o telefone de confirmação de presença.

83. O cartão em anexo é usado para selecionar os convidados que vão para a festa ou para limitar o número de pessoas. Apesar de prático, isto muitas vezes soa como deselegante.

84. Normalmente vêm escritas no convite ou no cartão anexado ao convite as letras RSVP, abreviatura em francês para *répondez, s'il vous plaît*, que, em português, significa responda, por favor. O RSVP vem acompanhado sempre de um número de telefone para que o convidado confirme a sua presença.

85. Uma outra forma de confirmação de presença que vem sendo usada é através de um site feito exclusivamente para os noivos ou também através da página eletrônica do cerimonial contratado.

86. Muito prática é a confirmação de presença ativa, feita pelo cerimonial contratado. Os noivos pagam por esse serviço e é possível chegar mais perto do número correto de convidados presentes na recepção.

87. As gráficas trabalham por demanda, por isso, quanto maior o número de convites, mais barato fica o valor unitário. Pedir uma quantidade maior deles é sempre bom, porque pode aparecer um convidado inesperado na lista.

88. Encomende no mínimo 20% a mais de convites. Compre cerca de 10% a mais de envelopes do que a quantidade total de convites. Afinal, o calígrafo pode errar ou algum envelope pode ser danificado.

89. É muito elegante enviar os cartões de agradecimento aos convidados. Aconselhamos escrever os cartões assim que receber os presentes. Desta forma, não pesará o trabalho, você se lembrará exatamente do presente que cada convidado deu (é importante citar o presente no cartão, assim, o convidado terá a certeza de que você recebeu o presente correto) e terminará bem rápido.

90. Muitas gráficas dão os cartões de agradecimento de cortesia, principalmente, se você comprar uma grande quantidade de convites. Lembre-se de pedir o presente.

91. Entre os tipos de convites, os mais indicados são os tradicionais, pois combinam com a solenidade da ocasião. Se optar por um modelo mais moderno, muito cuidado para não parecer um convite de aniversário, afinal essa não é a idéia.

92. Os convites devem ter data e horário, ser escritos por extenso e ter o nome completo do convidado, sem abreviações.

93. A data do casamento marcada e o local escolhido e reservado, peça para confeccionar os convites, assim, você consegue evitar qualquer tipo de atraso na entrega.

94. Todos os convites devem estar distribuídos um mês antes da cerimônia.

95. Os convites devem ser entregues em mãos (mas não escreva "em mãos" nos convites!), com exceção dos convidados que moram em outros estados e países. Caso tenha necessidade de enviar pelo correio, eles deverão ser colocados dentro de um outro envelope com nome e endereço.

96. Dicas para caligrafar convites:

- Quando o convidado for casado: Sr. e Sra. Leonardo Souza ou Sr. Leonardo Souza e Sra.
- Quando o casal não for casado: Leonardo Souza e Luciana Ramos
- Para convidados jovens e solteiros, é dispensável o tratamento formal: Leonardo Souza ou Ao amigo Leonardo Souza
- Quando o casal tem filhos: Sr. Leonardo Souza e família
- Quando se conhece apenas a esposa: Sra. Luciana Ramos e família
- Quando são irmãos: Luciana e Letícia Ramos

97. A participação de casamento é usada, quando os noivos casam apenas no civil, para comunicar aos amigos, colegas de trabalho e conhecidos que o casamento foi realizado. É uma prática muito educada e deve ser enviada um dia após o casamento. Um exemplo de participação: "Fulano e Fulana participam seu casamento, no dia 12 de junho de 2008, e oferecem sua residência. Rua dos Ipês, 83, Centro, Rio de Janeiro".

98. A participação também pode ser utilizada quando a idéia for fazer uma cerimônia íntima, só para a família. Fica elegante enviar uma participação aos amigos, oferecendo a residência. O formato da participação é menor do que um convite.

99. Quando os noivos tiverem pai ou mãe falecidos, é comum escrever no convite "in memoriam". Uma outra forma carinhosa é colocar "sempre presente".

100. Modelos de convites tradicionais:

José Paulo Carvalho
Consuelo Alves Carvalho

Alberto Soares da Costa
Maria de Lourdes da Costa

convidam para a cerimônia religiosa dos seus filhos

Fabiana e Adriano

a realizar-se às dezenove horas, no dia doze de junho de dois mil e oito
na Igreja São Francisco de Paula, na rua Pereira da Silva, número 23

Av. 25 de Março, 136 - apt. 301
Botafogo - Rio de Janeiro - RJ

Praça Castro Alves, 34 - apt. 505
Laranjeiras - Rio de Janeiro - RJ

José Paulo Carvalho
Consuelo Alves Carvalho

Alberto Soares da Costa
Maria de Lourdes da Costa

convidam para a cerimônia religiosa dos seus filhos

Fabiana e Adriano

a realizar-se às dezenove horas, no dia doze de junho de dois mil e oito
na Igreja São Francisco de Paula, na rua Pereira da Silva, número 23.

Após a cerimônia, os noivos receberão no Palácio das Canoas, Av. das Flores, 1246 – Leblon.

Av. 25 de Março, 136 - apt. 301
Botafogo - Rio de Janeiro - RJ

Praça Castro Alves, 34 - apt. 505
Laranjeiras - Rio de Janeiro - RJ

101. Quando os noivos casam um pouco mais tarde e pagam todos os custos do casamento, é comum que eles próprios queiram convidar. Por exemplo:

Fabiana e Adriano

convidam para a cerimônia religiosa de seu casamento a realizar-se
às dezenove horas, no dia doze de junho de dois mil e oito
na Igreja São Francisco de Paula, na rua Pereira da Silva, número 23

Av. 25 de Março, 136 - apt. 301
Botafogo - Rio de Janeiro - RJ

Praça Castro Alves, 34 - apt. 505
Laranjeiras - Rio de Janeiro - RJ

102. Mas, se for muito importante colocar o nome dos pais no convite, o correto é:

Fabiana e Adriano

filhos de

José Paulo Carvalho
Consuelo Alves Carvalho

Alberto Soares da Costa
Maria de Lourdes da Costa

convidam para a cerimônia religiosa de seu casamento a realizar-se
às dezenove horas, no dia doze de junho de dois mil e oito
na Igreja São Francisco de Paula, na rua Pereira da Silva, número 23

Av. 25 de Março, 136 - apt. 301
Botafogo - Rio de Janeiro - RJ

Praça Castro Alves, 34 - apt. 505
Laranjeiras - Rio de Janeiro - RJ

103. E quanto a convidar os amigos do trabalho? Colocar um convite no mural é a melhor solução? Não! Achamos que se deve convidar somente aquele amigo próximo que conviva com o casal e que tenha afinidade.

104. Convidar por convidar não é legal. Para aqueles que se sentirem excluídos, vale dizer que a lista já está completa. Se você ouvir comentários na empresa, não ligue. Com o tempo, as pessoas esquecem.

105. Num evento do qual participamos, aprendemos uma outra solução muito simpática: convidar as pessoas que trabalham bem próximo a você e para os outros colegas distribuir, com alguns dias de antecedência, bem-casados ou minibolos. Um cartão poderá ter os seguintes dizeres: o meu casamento será uma confraternização familiar e poucos amigos poderão participar. Não poderei tê-lo perto de mim neste dia, mas trago um pouco da festa para você!

106. Nunca, jamais, em hipótese alguma, coloque os nomes das lojas onde está a lista de presentes nos convites. Não se preocupe, porque os convidados vão perguntar onde as listas estão ou perguntarão para alguém da família ou para o cerimonial.

107. Também não se deve informar qual é o traje apropriado no convite. Deixe que o cerimonial informe em caso de dúvida de algum convidado por telefone ou e-mail. É importante que o cerimonialista tenha todas as informações sobre o casamento, como também um mapa do local da cerimônia e da festa.

108. Na igreja, faça os cumprimentos na sacristia assim que terminar o casamento. É prático e bem mais rápido que na festa. O padre precisa ser avisado para poder informar aos convidados.

109. Na festa, há duas maneiras de cumprimentar os convidados. A mais tradicional e muito educada é ir de mesa em mesa. A outra, mais rápida, é agradecer ao microfone antes da primeira dança do casal. Porém, algumas pessoas acham a segunda opção menos elegante.

110. O cerimonial da festa também é muito importante. As fotos com os padrinhos e familiares, a entrada dos noivos no salão, o corte do bolo, o brinde com os pais, a primeira dança, a hora de jogar o buquê são etapas do ritual da comemoração do casamento que não devem ser esquecidas. Um bom cerimonial estará atento para que a festa transcorra da forma mais natural possível e que tudo isso seja realizado.

Suas anotações

Renata Xavier

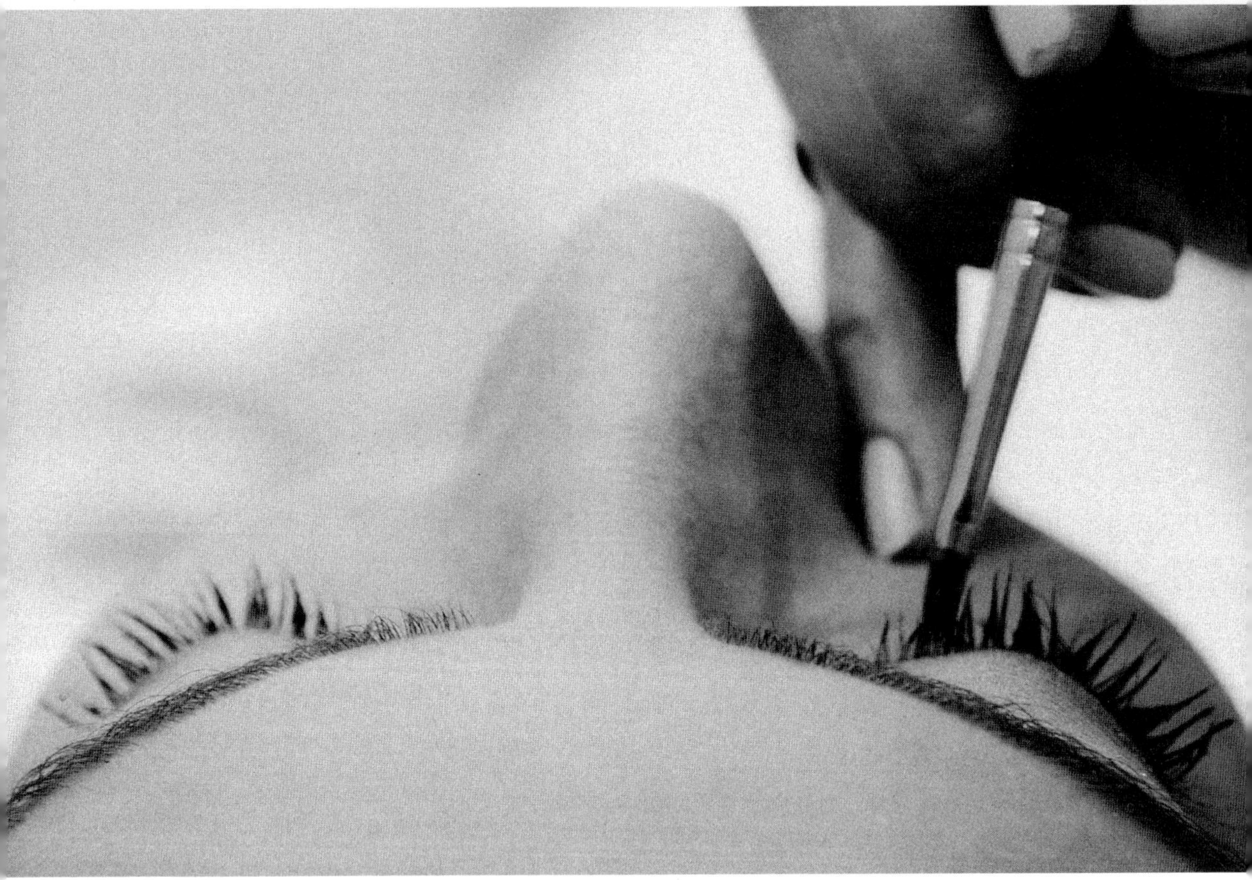

3

Noiva superbonita

Que todas as noivas ficam lindas, isso todo mundo já sabe. Mas com as dicas que selecionamos, qualquer noiva ficará deslumbrante. A primeira e mais importante de todas as dicas de beleza para o grande dia é unir bom humor e um sorriso sincero. Com esta receitinha os seus olhos vão brilhar e a sua pele ficará iluminada. O resto, a maquiagem resolve. Leia e confira!

De coadjuvante ao lado do café a protagonista na mesa de doces, o chocolate ganhou espaço nas recepções de casamento e precisou ficar mais requintado para ficar à altura da festa. Foi por isso que surgiu, em 2002, a Le Chocolat, empresa especializada em chocolates para eventos. A idéia foi da publicitária Manuela Taulois Fernandez, que trocou a propaganda pelo delicioso mundo das trufas e bombons. "Chocolate é algo especial. Trabalhar com chocolates nobres é um ato de amor. Adoramos fazê-lo!", costuma dizer Manuela, proprietária da marca Le Chocolat.

Com foco em qualidade, preço e atendimento personalizado (a empresa só atende com horário marcado), a Le Chocolat encanta noivos e convidados com suas pequenas obras de arte. O diferencial é a alquimia de sabores conquistada com cuidadosas pesquisas e testes. Detalhe: todos os recheios são cremosos. Até mesmo os etílicos ganham essa consistência e, dessa forma, as trufas de champanhe, rum, Cointreau, Cointreau-café e, até mesmo, de tiramissú, sucesso nos casamentos, são apresentadas como maravilhosos cremes. O gosto do brasileiro também é levado em conta. Por isso, os chocolates amargos e os extra-amargos têm que ser muito bem equilibrados com cada recheio, já que, por aqui, quanto mais doce melhor.

Os chocolates da Le Chocolat são feitos com a melhor matéria-prima, tanto nacional quanto importada, para garantir o alto padrão de excelência no meio dos melhores e mais famosos doces dos eventos cariocas. As encomendas devem ser feitas com até dois meses de antecedência, apesar de a Le Chocolat ter capacidade para produzir de 25 a 30 mil peças em chocolate por semana, com a ajuda de climatizadores, equipamentos específicos e mão-de-obra especializada. Por enquanto, a Le Chocolat desenvolve com exclusividade o seu trabalho para o mercado de festas no estado do Rio de Janeiro.

"No mundo dos doces, o chocolate é um produto nobre e muito especial." (Manuela Taulois Fernandez)

111. Naturalidade é a palavra-chave hoje em dia e o segredo está na qualidade dos produtos e nas mãos do maquiador.

112. Expor a pele ao sol não é uma boa idéia: a pele queimada fica dilatada e sem aderência para maquiar, além de correr o risco de ficar verde nas fotos.

113. Toda noiva confia que a maquiagem vá corrigir aquela marquinha de biquíni inconveniente que aparece no vestido tomara-que-caia. Não vai. Quando as modelos fazem maquiagem de corpo para fotografar, por exemplo, o corpo todo é maquiado com uma base especial, porque, se maquiar só uma parte, dá diferença. Se a noiva fizer isso, o vestido vai ficar manchado e, a cada abraço, os convidados serão maquiados também. Uma dica é usar, durante o ano do casamento, um biquíni tomara que caia.

114. Cuidar da pele é fundamental para o resultado final de uma bela maquiagem. Mas nada de fazer limpeza de pele na véspera, ok? Separe um tempo na agenda e faça periodicamente, sendo a última, no máximo, 20 dias antes do casamento.

115. Delinear as sobrancelhas com pinça dá o maior efeito na maquiagem, mas deve-se fazer três dias antes do dia D. Uma antecedência maior pode fazer os pêlos crescerem antes do dia do casamento. Na véspera, a pálpebra pode inchar.

116. O corretivo disfarça o tom escuro das olheiras até certo ponto, mas, se não corrigir totalmente, o ideal é escurecer as pálpebras para tirar o foco de atenção das olheiras.

117. Maquiagem é complemento, por isso, deve estar de acordo com o horário e o estilo da festa. De manhã, olhos mais leves e um brilho nos lábios. À noite, olhos mais elaborados e batom, se a noiva quiser. A pele é a mesma nos dois casos.

118. O que prevalece é o bom senso do maquiador e da noiva, mas a maquiagem não pode ser muito simples, senão a noiva pode parecer uma convidada.

119. Ouse. Se você quer um olho bem trabalhado, faça. Se batom vermelho combina com você, use, porque aquela idéia de noiva com maquiagem rosa-bebê está *out*. O mais importante é que a noiva esteja feliz por baixo da maquiagem. E natural, é claro!

120. Correções de nariz largo, testa grande e rosto redondo, entre outras, são feitas com sombra marrom esfumaçada bem de leve. O efeito maior é percebido no vídeo e nas fotos.

121. Brilhos põem em evidência tudo que é relevo. Usar ou não depende da qualidade da pele.

122. Se você quer dar uma levantada no olhar, coloque cílios postiços, fica o máximo, nós adoramos. E você ficará com olhos lindos!

123. Opte pelo estilo que mais combina com você, observando as vantagens e desvantagens de cada penteado. Para algumas noivas, o cabelo solto pode parecer sem graça, mas, num

casamento de dia, pode funcionar, ainda mais se acompanhado de uma grinalda de orquídeas naturais.

124. Se você escolher casar de cabelo solto, leve em conta que mesmo um cabelo escovado e preparado para festa se transforma ao longo da cerimônia. Pode cair no rosto, prender no batom e, depois de dançar, pode ficar um pouco desarrumado. E a noiva das fotos da cerimônia, em geral, fica bem diferente da noiva da festa.

125. Se a opção for por um penteado preso, ninguém precisa ter medo. Dá para fazer um cabelo moderno e natural, bem fixado. A grande vantagem nesse caso é não se preocupar com ele. E ainda tem o glamour que o cabelo preso transmite.

126. O cabelo preso também é ótimo para todos os tipos de cabelo. Quem tem pouco cabelo parece que tem mais, quem tem muito disfarça também. E para quem tem pavor de coque, dá para fazer um rabo-de-cavalo baixo, com um arranjo natural ou uma grinalda presa nas laterais.

127. O cabelo meio preso é o mais versátil e, por isso, mais escolhido pelas noivas. Combina com qualquer estilo de cerimônia, com todos os arranjos e grinaldas e, ao mesmo tempo que está solto, livra o rosto e dá uma aparência de arrumado o tempo todo. E é ideal para os rostos redondinhos porque dá uma alongada. Se o rosto for oval, pode-se fazer também, com o cuidado de dar um volume no alto da cabeça. E rostos quadrados ficam bem com todo tipo de penteado.

128. Uma das coisas mais importantes na hora de decidir o cabelo é a grinalda e a jóia que vão ser usadas. Junto com o vestido, elas determinam o estilo do penteado.

129. Anote: nada de topetes, fios soltos e cabelos pouco confortáveis. No dia do casamento, vale mesmo a naturalidade e um bom sorriso de felicidade.

130. Os salões de beleza e clínicas de estética têm ótimos tratamentos para o cabelo. Vale a pena procurar um lugar de confiança e tratar as madeixas especialmente para o casamento. Se você tiver alguma doença do couro cabeludo, como dermatite, oleosidade ou queda de cabelo, é preciso começar oito meses antes para que o fio nasça, cresça e atinja um tamanho razoável para fazer algum penteado.

131. Se o couro cabeludo for saudável, pode começar a cuidar dos fios dois meses antes com, sessões semanais de hidratação, reconstrução ou rejuvenescimento, para o cabelo ficar forte, volumoso e brilhoso.

132. Para cabelos com algum tipo de química, como alisamento ou coloração, o tratamento dura, em média, dez sessões. Já os fios que estão só ressecados podem ser nutridos com algas, colágeno e proteínas, em quatro ou cinco sessões. E tem ainda o tratamento a laser, que estimula o crescimento e encorpa os fios.

133. Se a sua pele é normalíssima, agradeça aos céus e mantenha o que já dá certo. Se a sua pele tem acne, cicatrizes de acne ou excesso de oleosidade, entre outros problemas, corra para um derma-

tologista seis meses antes do casamento para dar tempo de avaliar a pele, testar o medicamento para que não haja reações nem alergias e, aí sim, começar o tratamento. E use muito filtro solar para evitar manchas e manter a saúde da pele, até porque um rosto bronzeado é bem complicado de maquiar.

134. Não deu para ir ao dermatologista seis meses antes? Foi três meses antes? Também dá para fazer alguma coisa. Mas tudo vai depender do que a pele apresentar. O ideal é que dez dias antes a pele esteja pronta, para que a noiva não precise fazer mais nada.

135. Cerca de 15 dias antes é possível fazer um peeling de cristal bem levinho para exfoliar a pele, um laser de baixa intensidade, que estimula o colágeno e dá brilho, uma máscara tensora e uma máscara relaxante para você ficar com aquele ar descansado e feliz.

136. Outra providência que pode ser tomada seis meses antes do altar é a depilação a laser, que deve ser feita em cinco sessões com intervalos de um mês. O que precisa de mais cuidado é o buço, porque a noiva não pode ter nenhuma casquinha no rosto. Por isso, a última sessão deve ser feita um mês antes da cerimônia.

137. Que tal iluminar os cabelos? A proposta parece tentadora. Mas será que dá certo? Dá e ainda realça o desenho do penteado que você for usar. Mas é bom começar a fazer luzes bem suaves um tempinho antes, para que você, os convidados e o futuro maridão se acostumem com a nova cor dos fios. E depois tem que fazer as luzes uma semana antes do casamento, porque, se fizer no dia ou dois dias antes, o cabelo fica muito marcado. Em uma semana, o cabelo dá aquela misturada e fica mais natural.

138. Desinchar e emagrecer. Se um gênio da lâmpada fizesse uma enquete entre as noivas, casar com um corpinho de sílfide seria o desejo de nove entre dez moças. Claro que todas sabem que, pra isso, elas têm que suar a camisa e fechar a boca. Mas algumas também sabem que tratamentos estéticos, como a drenagem linfática, indermoterapia, carboxiterapia e estimulação russa, podem ajudar bastante.

139. Para ter uma melhora visível de massa muscular, invista na combinação de exercícios aeróbicos (como corrida, spinning e caminhada) para queimar aquelas gordurinhas mais musculação ou exercícios de contra-resistência (como hidroginástica), para enrijecer e definir os músculos. A freqüência varia de uma pessoa para outra, mas o mínimo é uma hora por dia, de duas a três vezes por semana, e o máximo, duas horas por dia, todos os dias. No dia da festa, as costas, o colo e os braços definidos num vestido de noiva decotado ficam bem mais bonitos.

140. Nem só os fumantes ficam com dentes amarelados ao longo dos anos. A nicotina é um grande vilão sim, mas a mudança de pigmentação dos dentes também acontece por razões genéticas, pelo envelhecimento e pelo acúmulo de resíduos de alimentos corantes (refrigerantes, café, vinho, etc), entre outros motivos. Dê uma olhada numa foto sua recente e repare se seu sorriso está amarelo. Então, invista no clareamento. E note bem: clareamento, não embranquecimento. Se o seu sorriso nunca foi colgate, seus dentes vão ficar mais claros, mas não branquinhos como as teclas de um piano. Com isso não adianta brigar. É genético. O tempo mínimo para começar a fazer o clareamento é um mês. Mas algumas pessoas não atingem o resultado desejado nesse período. Depende da expectativa de cada uma.

141. Por mais que você confie nos profissionais de cabelo e maquiagem, faça um teste antes do casamento, por segurança, para se ver pela primeira vez de véu e grinalda e para tirar todas as dúvidas. Alguns chegam a cobrar caro por isso, mas vale o investimento.

Renata Xavier

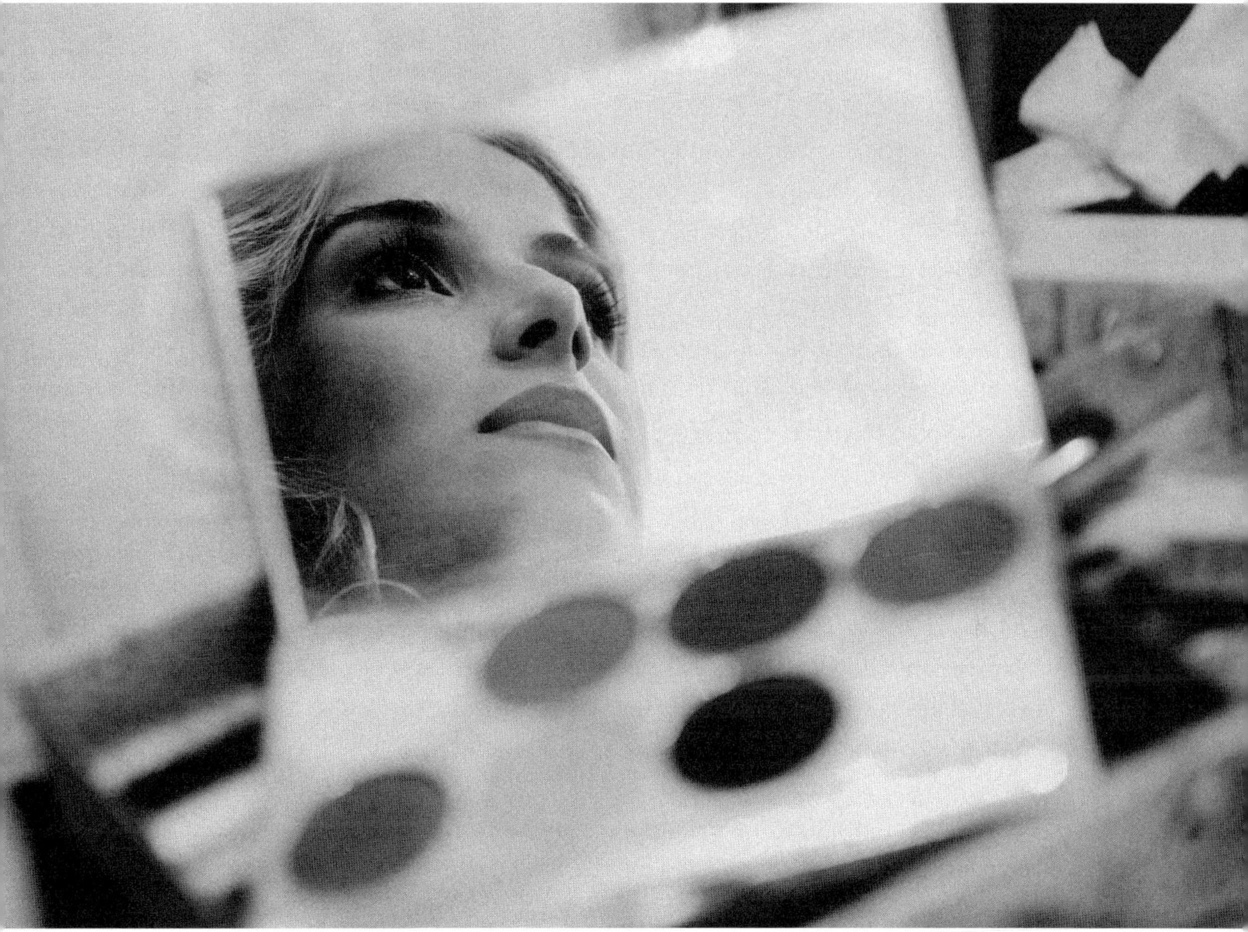

142. Alguns maquiadores são tão requisitados que têm uma lista de espera para sua agenda. Para marcar horário com eles, no mínimo um ano antes.

143. Você vai casar com um lindíssimo tomara-que-caia, o tempo está chuvoso e sua cor é de parede de escritório. Nada de pânico, o jet bronze serve para acabar com seu problema. Ele é um autobronzeador aplicado entre quatro paredes com uma mangueira, tipo pintura de carro, só que em você. O colorido é de um bronzeado natural, o produto não faz mal à pele, o resultado é instantâneo, dura uma semana e, depois, sai gradativamente. Após a aplicação, que dura 40 minutos, é necessário ficar 20 minutos secando e oito horas sem tomar banho. A noiva deve fazer o teste uma semana antes para ver se gosta e, se gostar, faz o jet bronze um dia antes do casamento, mas só no corpo, no rosto compromete a maquiagem.

144. Se você for fazer o bronzeamento artificial, marque a depilação para um dia antes, faça uma exfoliação para o bronzeado ficar bem uniforme e leve um biquíni velhinho, porque o produto pode manchar o tecido. Mas não se preocupe em manchar seu vestido, porque, fazendo um dia antes do casamento, o excesso de autobronzeador sai e você fica livre desse risco. Outra dica é fazer sem a parte de cima do biquíni se você quiser abrir mão da marquinha.

145. Para relaxar na semana do casamento, aulas de ioga e algumas sessões de massagem são um santo remédio. Para quem não faz ioga, a ioga básica, ou hatha ioga, é um bom começo. Quem já faz pode aliar vigor e relaxamento numa aula de ashtanga, prática eleita pela cantora Madonna. Já as massagens são váááries: de pedras quentes, relaxante, ayurvédica... E tem ainda os banhos com leite ou ervas aromáticas. Uma delícia!

146. Ao fazer massagem ou praticar ioga, quem está num período de alto nível de estresse muda a freqüência, libera hormônios e se beneficia com os exercícios de respiração.

147. A mais nova e eficiente técnica de depilação de sobrancelhas é iraquiana e feita com linha. Linha mesmo, de costura. A esteticista enrola a linha entre o dedo indicador e o polegar das duas mãos e vai eliminando os pelinhos e desenhando a sobrancelha. O resultado é incrível e dura 20 dias. Para não ficar com a pele avermelhada no dia do casamento, faça dois dias antes, tempo suficiente para o pêlo não crescer. Se você precisa consertar o desenho das sobrancelhas, comece a fazer sete meses antes do casamento.

148. Se você já faz as sobrancelhas com pinça ou cera e também quer mudar o desenho, comece dois meses antes e limpe a cada 15 dias. Para o casamento, faça dois dias antes. Já o formato depende do desenho do rosto.

149. Na véspera do seu casamento, tire o dia para descansar e, no máximo, fazer as unhas. Caminhe na praia, almoce com as amigas, vá ao cinema, relaxe e divirta-se, porque o dia seguinte é muito especial.

150. Jamais faça as unhas no dia do casamento. Pode ser complicado e imprevistos podem acontecer. No máximo, faça um dia antes. Assim, as suas unhas ficarão lindas para o grande dia.

151. Nada de tratamentos mais complexos, que devem ser programados e feitos com antecedência. Jamais experimente um creme ou loção na véspera ou no dia do casamento. Você pode ter

alergia e isso será um desastre. No dia, opte por cuidados mais simples, apenas a limpeza diária e algum tipo de relaxamento.

152. Drenagem linfática é uma ótima idéia. Ela ajuda o organismo a liberar toxinas e elimina o excesso de líquido retido no organismo, o que pode provocar inchaços.

153. Um bom banho em um ofurô também é recomendado por profissionais. Ele ajuda a relaxar e diminui a tensão do dia.

154. A exfoliação corporal é indicada para remover as células mortas e dar mais vitalidade à pele.

155. Para dourar os pêlos, profissionais indicam o banho de lua, que pode ser feito sem problemas no grande dia. Atenção: faça um teste para saber se é alérgica antes!

156. Hidratação intensiva nos cabelos deve ser evitada. A massagem deixa o cabelo mais mole e mais gorduroso, podendo atrapalhar a confecção do penteado. Ela deve ser feita com uma semana de antecedência.

157. Se for se arrumar num salão, procure algum que tenha uma sala exclusiva para a noiva. Assim, é possível se preservar do entra e sai do salão e ainda não corre o risco de encontrar convidadas. Perde um pouco a graça ver a noiva pronta antes da hora.

158. Se arrumar em hotel tem algumas vantagens, como um espaço só para a noiva e o telefone que, com certeza, não vai incomodar. Outra vantagem é a infra-estrutura. Uma noiva conhecida nossa precisou de um Steamer para passar o vestido e o hotel providenciou na hora.

159. Se a casa da noiva for ficar tumultuada no dia do casamento, com hóspedes de outra cidade, fila para usar os banheiros, o telefone tocando sem parar e entra e sai de pessoas, é melhor que ela se arrume no salão ou num hotel. Neste dia, a noiva, mais do que nunca, precisa de paz e um tempo só para ela.

160. Lembre de usar uma blusa de botão, um tomara-que-caia ou roupão durante o making of. Assim, quando for se trocar, você não correrá o risco de desmanchar o penteado ou até mesmo borrar a maquiagem.

161. Faça regularmente exfoliação corporal e drenagem linfática nos meses que antecedem ao casamento. E agende uma massagem especial para o grande dia.

162. É importante conversar com o maquiador contratado para saber o número máximo de pessoas que ele conseguirá atender no dia. Caso ele não consiga atender todas as pessoas que estiverem com você, será necessário contratar assistentes.

163. Vários fatores influenciam na escolha do penteado. É necessário saber se você prefere um estilo romântico, moderno ou clássico e que tipo de grinalda você vai usar e qual o tamanho do brinco.

164. Usar o cabelo preso é a certeza de ficar arrumada a festa toda. Mas, se você escolher usar o cabelo meio preso, opte por prender toda a parte da frente deixando o rosto livre.

165. Se você usa óculos e pretende usar lentes de contato no seu casamento, procure fazer esta adaptação alguns meses antes. No dia, leve um par de lentes de contato extra para qualquer eventualidade.

Suas anotações

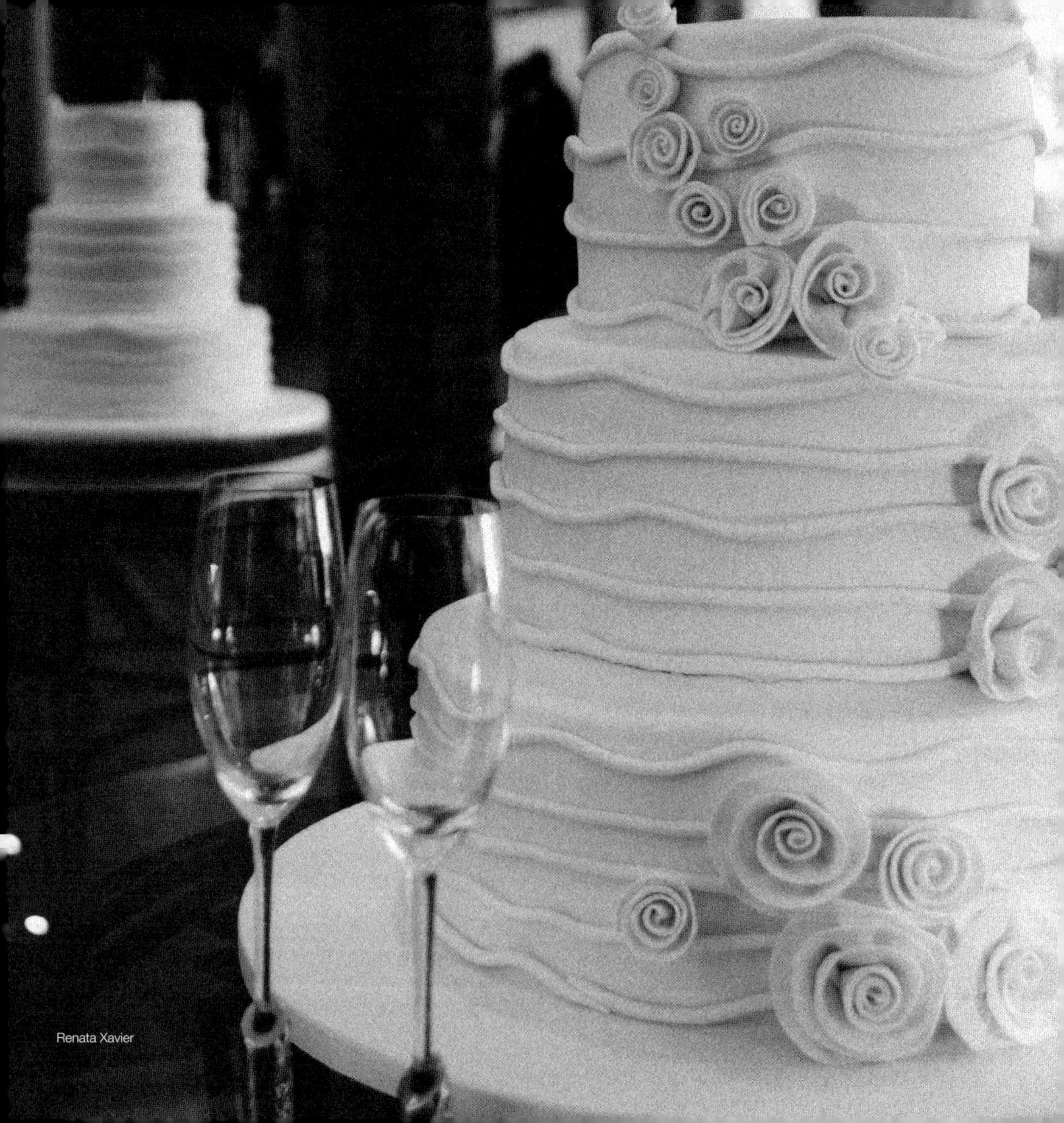
Renata Xavier

4

Os sabores do casamento

Comida de festa tem que atender todos os gostos. Você quer saber outro segredo? Invista em bebida de qualidade. Você pode economizar em tudo numa comemoração de casamento, menos na quantidade de comida e bebida. Festa farta resultará em convidados satisfeitos. Muitas outras dicas sobre o assunto estão neste capítulo.

Há dez anos, Maria Amélia Guinim começou a fazer festas no Iate Clube de Niterói. Aos poucos e com a ajuda da sócia Norma Ribeiro, o negócio cresceu e se tornou o Marias e Amélias Eventos Gastronômicos. A atuação ganhou destaque e atravessou a ponte Rio-Niterói. Hoje, além da sede na cidade natal, o bufê conta com um escritório em Copacabana e já atende todo o estado do Rio de Janeiro. Badaladíssimo, o bufê é um dos mais requisitados do momento, faz mais de dez festas por mês e foi o escolhido da atriz Juliana Paes, que protagonizará um dos casamentos mais comentados dos últimos anos.

Maria Amélia, que já fez vários cursos de gastronomia, é responsável por desenvolver os cardápios. Norma cuida da parte administrativa da empresa. Juntas, as sócias fazem freqüentes viagens e sempre pesquisam muito para diagnosticar tendências e propor inovações. Com capacidade para atender mil pessoas por dia, o bufê agrada não só ao paladar, mas também à visão. Os pratos são lindos, coloridos e ao mesmo tempo delicados.

Antes de propor o cardápio e a forma como os pratos serão servidos, Maria Amélia traça o perfil dos noivos. A principal preocupação é harmonizar a comida com o estilo do evento. A opção de menu degustação, com pequenas porções de bobó de camarão, escondidinho, massas e outros pratos, é o grande sucesso do momento, principalmente, para quem não quer algo tão tradicional, como o jantar à francesa.

Quem experimentou o tempero do Marias e Amélias Eventos Gastronômicos não esquece jamais. O segredo do sabor inesquecível está na qualidade dos ingredientes, que são todos de primeira linha. Tanto cuidado e profissionalismo faz com que o bufê seja um dos mais queridos do Rio de Janeiro.

Este capítulo é um oferecimento de

166. Comida de casamento tem que ser saborosa e surpreender. Saladas de alface, rúcula ou endívia, por exemplo, devem ser trocadas por aspargos, fundos de alcachofra ou palmitos frescos, que são mais criativos e fogem do cotidiano.

167. Uma banqueteira de mão cheia e preferida da high society carioca nos disse uma vez que o segredo da boa comida em casamento é a simplicidade. Comida muito rebuscada e exótica é para ser apreciada num restaurante. Numa festa, vale a boa combinação: sabor, qualidade, diversidade e quantidade. E, neste caso, as deliciosas friturinhas estão liberadas, lógico que com bom senso.

168. Prato de casamento é um prato bem feito. Não importa se o ingrediente é caro ou barato. O requinte está no preparo e na apresentação da comida.

169. Um cuidado importante é a inclusão de uma massa no cardápio com molho de queijo ou ao sugo, assim, os convidados vegetarianos não terão problemas.

170. É interessante colocar cardápios impressos nas mesas. Assim, o convidado terá uma noção da diversidade de pratos que serão servidos e, caso ele não goste ou não possa comer um dos alimentos, poderá avisar o maître e pedir uma outra opção. Coloque um sobre cada lugar ou no mínimo quatro cardápios por mesa.

171. Se a recepção for realizada no meio da tarde ou início da noite, entre 15 e 18 horas, e o salão de festas tiver sofás e pufes espalhados, um coquetel pode ser uma boa opção. Nesse caso, aperitivos

frios e quentes e um prato quente que possa ser degustado em pé são servidos. É uma forma prática e econômica de receber os convidados e é indicado, principalmente, quando a festa é realizada na própria igreja. Mas atenção: quando há deslocamento dos convidados, é adequado que o casal ofereça algo substancioso.

172. A escolha do cardápio da recepção está diretamente ligada também à forma que os convidados serão servidos. Basicamente, existem três tipos de serviços: à inglesa, à francesa e à americana.

- À inglesa – Não é um dos mais usados, mas é tradicional e elegante. Se esse tipo de serviço for escolhido, o local da festa deve ser grande o suficiente para que todos os convidados estejam acomodados nas mesas. A mesa deve estar montada com sousplat, pratos, talheres, copos e guardanapos. O garçom leva a bandeja com os alimentos e serve até oito convidados pelo lado esquerdo. Cada garçom deve servir duas mesas no máximo.
- À francesa – Esta forma de servir também pede que todos os convidados estejam sentados às mesas, que devem estar completas. Na maior parte das vezes, este serviço traz o prato montado da cozinha, que é bem elaborado e decorado. Há também a opção do serviço à francesa tradicional (conhecido como diplomata, por ser usado nos jantares oferecidos aos embaixadores e cônsules). Nesse caso, um garçom serve até três mesas. Ele leva a bandeja com porções dimensionadas para oito pessoas e é o próprio convidado que serve a sua porção.
- À americana ou bufê – Um dos mais usados atualmente. Este serviço é bastante eficiente para festas com mais de 350 convidados ou para aqueles em que cerca de 20% deles podem ser acomodados em sofás e pufes em lounges. Pratos e talheres ficam à disposição nos aparadores. Para evitar filas, deve-se fazer a seguinte conta: um bufê de quatro metros serve até 150 pessoas. O ideal é dispor os bufês em áreas opostas do salão e de fácil acesso para os convidados. Nos aparadores, os alimentos aparecem na seqüência em que devem ser servidos e consumidos: primeiro, entradas e saladas e, depois, as opções quentes, que, obrigatoriamente, devem ser servidas pelos garçons.

173. O jantar sentado é mais confortável, principalmente para as pessoas de mais idade. No entanto, a descontração da festa depende da coordenação, agilidade e discrição do bufê. Se o coquetel for iniciado com aperitivos frios e uma parte quente volante e o jantar for servido em bufês durante toda a noite, os convidados terão a opção de se servirem a qualquer momento ao longo da festa, sentado nas mesas ou em lounges.

174. A noiva deve conversar com o bufê e com o cerimonialista sobre a proporção de jovens e idosos entre os convidados. Assim, ficará mais fácil planejar melhor a forma de servir o cardápio.

175. Hoje, é muito comum servir miniporções aos convidados, que têm a chance de provar mais sabores diferentes. O serviço volante com pequenas porções pode ainda ser mais barato, dependendo do cardápio. Este tipo de serviço é realmente uma tendência e deixa a festa mais ágil e descontraída. E o melhor: não compromete a animação da pista de dança.

176. De nada adianta optar pelo menu degustação se a equipe do bufê for devagar e indiscreta. O *walking dinner* é de fato uma tendência muito atraente e que teve boa receptividade entre os brasileiros. Mas, não importa a forma de serviço escolhida, é obrigação do bufê tornar sempre o serviço ágil e discreto, para que não ocorram intervalos na festa que possam ser notados, por exemplo, entre um coquetel e um jantar. Assim, a animação da festa e a satisfação dos convidados se mantêm por todo o tempo.

177. É necessário que o menu seja de perfil bastante eclético, procurando atender a maioria dos gostos. Se um prato de sabor muito marcante ou exótico for servido, é fundamental que ele

venha acompanhado de opções mais democráticas e aceitas pela maioria. O objetivo é que todos os convidados sintam-se à vontade e envolvidos no clima de satisfação e alegria da festa.

178. Para uma festa informal, com até quatro horas de duração, sugerimos um litro de bebida não alcoólica por pessoa, sendo: 25% de sucos, 30% de água e 45% de refrigerantes. Na sua festa não pode faltar bolo, doces e salgados. A quantidade sugerida é de uma fatia de bolo por pessoa, cinco a sete doces por pessoa (pelo menos, cem de cada sabor), 20 salgados por pessoa, mas não varie muito para não ficar um pouquinho de cada, 300 a 500 gramas de massa ou risoto, já prontos, por pessoa, cinco litros de café (mande fazer um litro de cada vez para não ficar requentado) e três quilos de biscoitinhos, um quilo de cada tipo.

179. Se a idéia é uma recepção informal e econômica, você pode servir um *brunch* com quentes e frios e incluir três tipos de salada, uma massa, tortinhas tipo quiche, queijos, pães, patês e até mesmo sanduichinhos. Você pode também contratar um cozinheiro para preparar risotos na hora ou servir miniporções volantes.

180. O ideal é ter um garçom para cada dez convidados. Caso o bufê que você contratar não ofereça esta quantidade, contrate mais profissionais. Também de nada adianta um número grande de garçons se o staff da cozinha não estiver em sintonia. É importante que o serviço seja impecável. Assim, a reposição de comida e bebida será eficiente.

181. É muito importante ter copeiros para auxiliar na reposição dos pratos e copos, limpeza e verificação de talheres e guardanapos.

182. Churrasco, fazer ou não fazer? O churrasco não é uma boa opção para casamento, é uma comida muito informal para uma data tão importante. Considerando o custo, servir carne de boa qualidade para muitas pessoas não é barato. Achamos que a melhor opção para substituí-lo é oferecer um *brunch*. Mas, se você quiser prolongar mais a festa, faça um almoço com comida típica de fazenda ou uma feijoada. Você pode oferecer uma salada incrementada e doces caseiros para a sobremesa.

183. Se você quer muito servir churrasco, ele só é bem-vindo se o casamento for em um sítio ou em uma fazenda. Mas atenção: a comemoração deve ser durante o dia. Além de carnes variadas e de boa qualidade, pode-se servir pães, saladas e, para a sobremesa, doces caseiros. Para beber, caipirinhas, cerveja e sucos são recomendados.

184. Só vale a pena oferecer a mesa de frios se ela for reposta e se estiver montada a festa inteira. E preste atenção: como o casamento é uma comemoração especial, é importante que os frios escolhidos sejam nobres, como um presunto de Parma, queijo brie, patê de foie gras, salmão e outros ingredientes especiais.

185. Se você optar por servir massa no seu casamento, evite as longas, porque é mais complicado para comer. Prefira as curtas como penne e fusilli. O ideal é ter uma massa e dois tipos de molhos. Sugerimos um de tomate e manjericão, que atenderá, também, aos vegetarianos, e outro de quatro queijos ou de cogumelo, podendo acrescentar, ainda, frango ou salmão. Não esqueça o queijo ralado.

186. O fundamental para o sucesso de uma festa é comida gostosa e sempre quente e bebida, de ótima procedência, supergelada.

187. Na hora da contratação do bufê, peça um garçom exclusivo para você e seu noivo. Normalmente, os noivos ficam muito ansiosos e entretidos com os convidados e esquecem até de comer e beber. No dia seguinte, você verá que esse detalhe fez toda a diferença.

188. É gostoso e divertido fazer a degustação do bufê meses antes do casamento. Mas cuidado para não comer demais e o vestido ficar apertado

189. Se você escolher servir jantar é de bom-tom prever lugares sentados para todos os convidados. Se for coquetel volante, você pode contar com um ambiente mais descontraído.

190. Aproveite bastante a degustação do bufê, do bolo, dos doces e de tudo o mais que será servido. No dia do casamento, embora todas as noivas saibam que é importante estar bem alimentada, na prática, não é isso que acontece.

191. O bufê montado em ilhas e com o serviço volante faz com que a festa fique mais longa e a comida é oferecida ao convidado por muito mais tempo, praticamente durante todo o tempo. Assim, todo mundo volta para casa satisfeito.

192. Reserve um lugar de destaque no salão para a mesa de doces. Não importa o número de convidados, para ter uma mesa bem farta e bonita, é necessário algo em torno de mil docinhos.

Renata Xavier

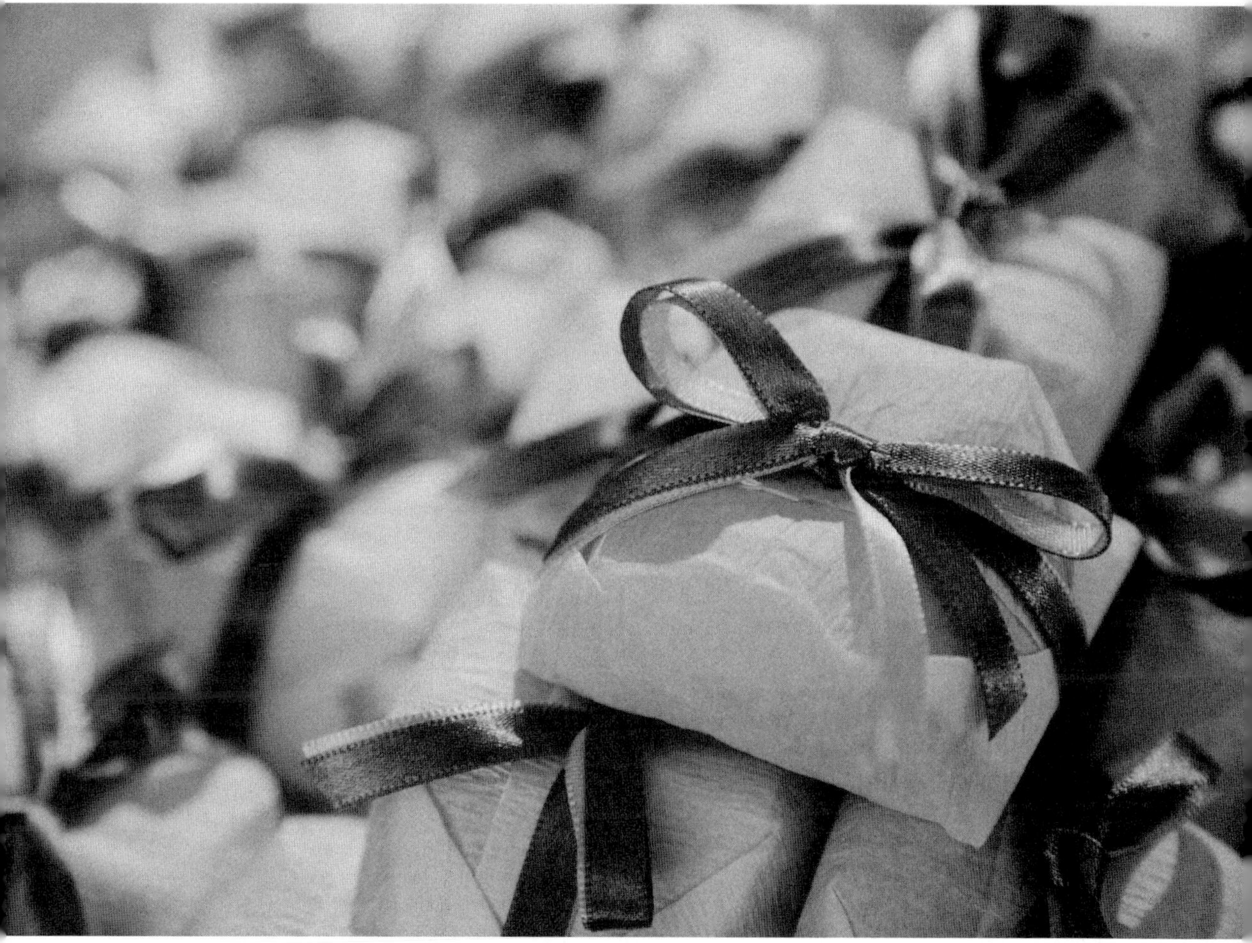

193. A apresentação dos doces pode ser feita em bandejas de prata, suportes de vidro e louças brancas. Use e abuse de forminhas variadas. Elas dão um charme extra aos doces e chocolates.

194. Para calcular o número de doces para um casamento, as noivas devem levar em consideração o tipo de bufê que será servido. Por exemplo, para uma festa com 200 convidados na qual será servido jantar com sobremesa, o ideal é que sejam encomendados 600 docinhos, ou seja, três doces por convidado. Se o bufê for um coquetel seguido de jantar sem sobremesa, é aconselhável que o número de doces aumente, sendo, pelo menos, quatro doces por pessoa.

195. Quanto maior a concentração de cacau, melhor o chocolate. Os amargos, que têm entre 60% e 90% de massa de cacau e pouquíssimo açúcar, são mais saudáveis do que os do tipo ao leite.

196. A quantidade ideal de chocolates para cada casamento, assim como a de doces, varia. Tudo depende do serviço: se terá jantar, bolo e doces. Se esse for o caso, as profissionais aconselham o cálculo de quatro chocolates por pessoa.

197. Por mais que a noiva goste apenas de um sabor de bombom, não é educado escolher apenas um tipo de chocolate, pois alguns convidados podem não gostar exatamente deste sabor. Então, a variedade é que fará o sucesso da festa.

198. É uma graça oferecer bem-casados como lembrança nos casamentos. Para não faltar, encomende 1 doce e meio por pessoa.

199. O bolo deve ser calculado de acordo com a quantidade de convidados. Para não errar, encomende meia fatia por pessoa. Isto é, para uma festa de 300 pessoas, o tamanho do bolo será de 150 fatias.

200. Se você quiser deixar o seu bolo impecável do início ao fim da festa, opte por um bolo *fake*. É mais comum do que você imagina. Desta forma, o bolo verdadeiro fica na cozinha e de lá já sai cortado para ser servido.

201. A escolha do recheio do bolo deve respeitar o gosto da maioria e não somente o dos noivos. Os recheios mais desejados são doce de ovos, chocolate trufado e nozes.

202. O bolo de formato redondo é o queridinho das noivas. Por que será? Uma boleira, certa vez, nos disse que, por não formar quinas, quando olhamos para ele, temos a sensação de infinito. Indepedente de para que lado que você olhe, parece que ele está sempre de frente. E não é que faz sentido!

203. Existem várias opções para o topo de bolo. Bonequinhos personalizados, flores e laços. Escolha o que você mais curtir. Acabamos de saber que, nos Estados Unidos, a tendência é colocar jóias e até pérolas comestíveis em cima do bolo!

204. O espumante nacional não pode ser comparado a um champanhe, mas não deve nada aos prossecos italianos. Então, não tenha dúvida em optar pela versão nacional da bebida.

205. Na comparação entre o champanhe francês (mais seco e encorpado) e o prosseco italiano (mais leve, frutado e adocicado), o espumante nacional poderia ser classificado como de acidez pronunciada e uma doçura que fica no meio-termo dos dois. Mas, atenção: um espumante não tem a estrutura do champanhe, imbatível em elegância e sabor.

206. Num casamento não é preciso se preocupar tanto em harmonizar a bebida com a comida e o espumante funciona muito bem por ser versátil.

207. O espumante tipo brut é mais fácil de agradar aos paladares e costuma harmonizar mais facilmente. Mas, se tiver dúvida, peça para o bufê indicar a bebida que mais combina com o menu.

208. Nada de trocar o espumante por champanhe na hora de cortar o bolo. É deselegante, parece que não teve bebida suficiente para todos. E ainda corre o risco de ninguém perceber a mudança, já que será no fim da festa.

209. A quantidade de espumante para um casamento é uma garrafa de 750ml para duas pessoas. Normalmente, cada garrafa serve sete taças, no máximo. Em cinco horas de evento, quem bebe bem bebe pelo menos uma garrafa, até porque a bebida é servida desde o início.

210. O vinho tinto também pode ser servido em festas de casamento, principalmente para acompanhar o jantar. Mas o seu consumo varia de acordo com o clima. Quanto mais frio, mais vinho tinto será consumido. O cálculo básico é uma garrafa para cada quatro convidados. A cerveja é

oferecida pelo bufê que, normalmente, serve duas latas da bebida por pessoa. A quantidade de uísque é de uma garrafa para cada dez convidados.

211. Na hora de comprar o espumante é bom pedir indicação de amigos ou especialistas. Como em casamento a quantidade comprada é grande, é possível pedir uma prova (e até um desconto) ao vendedor. Se não for possível, compre uma garrafa, leve para casa, experimente com os amigos e, só então, decida. Na hora de provar, se você não for um especialista no assunto, vale observar algumas características:

- Quanto mais bolhas melhor
- Quanto menores as bolhas melhor
- Quanto mais tempo as bolhas demorarem para subir na taça melhor.
- Tudo isso porque espumante sem bolha não tem a acidez necessária, daí a importância delas.

212. A classificação da bebida é feita de acordo com a quantidade de açúcar por litro. Segundo as normas francesas, os espumantes com menor quantidade de açúcar são chamados brut, seguidos do extra-dry, dry, sec, demi-sec e doux, o mais doce. Os mais populares são o brut, o extra-dry e o demi-sec.

213. Se você aproveitar uma promoção depois do réveillon e só for casar em maio, não há problemas, não precisa de adega climatizada (isso se torna mais necessário quando o armazenamento for por alguns anos). Mas procure guardar em um lugar escuro, sem variação de temperatura, sem sol, sem aromas fortes, sem umidade, nem vibração (perto de um motor de geladeira, por exemplo, nem pensar).

214. Como a acidez do espumante é alta, a bebida tem que ser servida abaixo de dez graus e sempre em taças *flute*, pois faz com que as bolhas de gás fiquem retidas por mais tempo. Dois cuidados fundamentais: abrir a garrafa imediatamente antes de sair para o salão da festa e o garçom deve levá-la na mão, apoiada pelos dedos para que o espumante não se aqueça com o calor da mão.

215. O frisante é um vinho ligeiro que é mais indicado para ser tomado no dia-a-dia. O espumante tem mais gás e é a melhor opção para uma data especial como o casamento.

216. O que fazer com a caixa de uísque que sobrou e, o pior, com as 20 garrafas de espumante que estão na geladeira dos seus pais? Tudo bem que beber uma dose de uísque e uma taça de espumante de vez em quando é muito bom. Mas quando fazemos as contas e vemos que a quantidade de bebida que restou da festa equivale a muitos reais, dói no bolso e na cabeça. Por isso, vale muito a pena comprar a bebida em consignação, que nada mais é do que pagar pelo que realmente for consumido. É muito prático e econômico. Funciona da seguinte forma: parte da bebida é paga e o restante fica consignado e, para isso, é preciso deixar um cheque caução. Mas é importante que a bebida não seja gelada. No final da festa, o que sobrar é devolvido, assim como o cheque caução.

217. Muitas vinícolas personalizam os rótulos dos vinhos com o nome dos noivos e a data do casamento, e o melhor, sem custos extras! A garrafa se torna uma bela recordação da festa de casamento.

218. Colocar um bar na festa, perto da pista de dança, é muito legal. Para os convidados que estão dançando, é ótimo porque se servem direto no bar. Uma outra idéia é colocar um bartender fazendo caipivodcas. Tem tudo a ver com o clima brasileiro e os convidados adoram!!!

Suas anotações

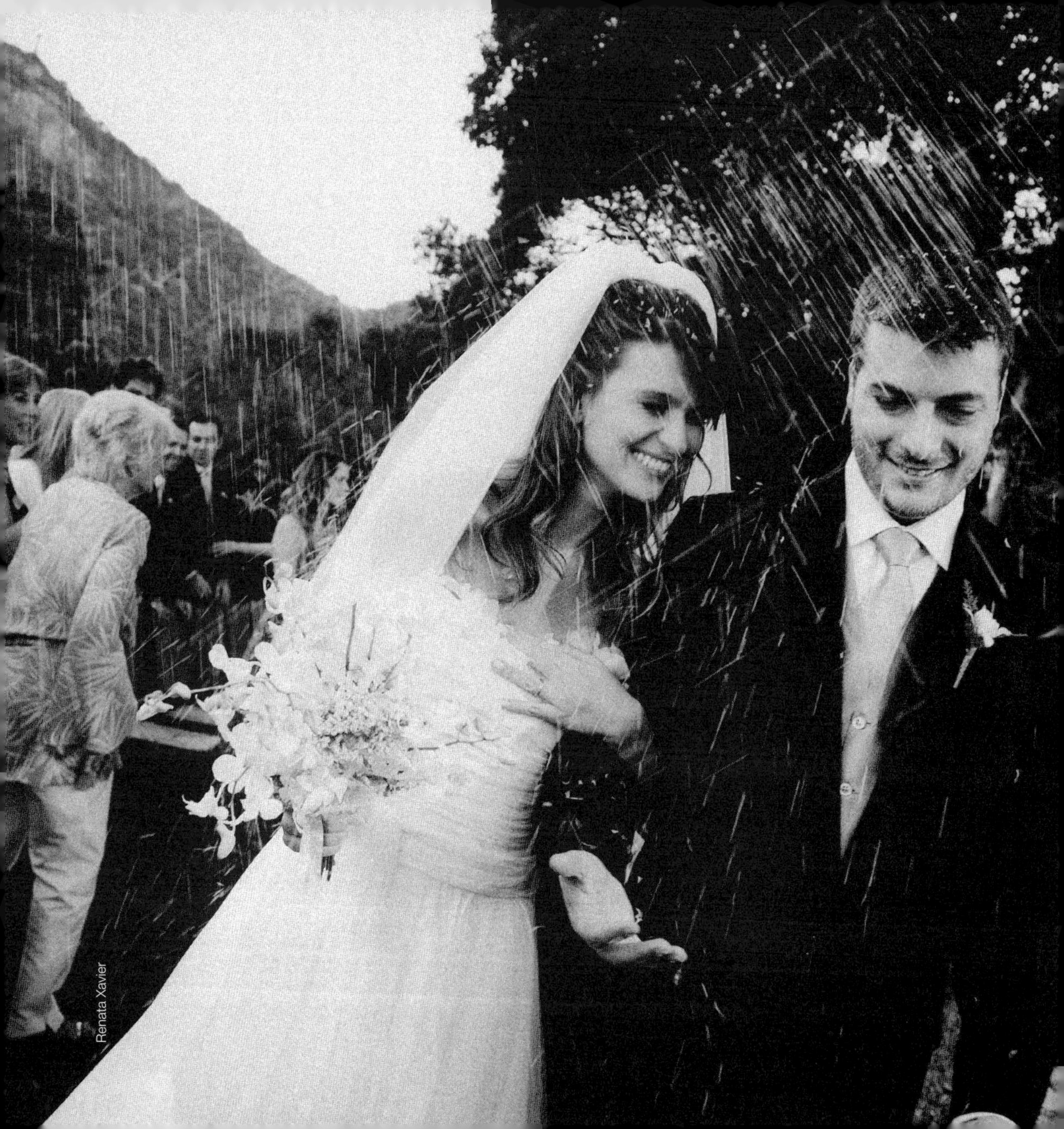

Renata Xavier

5

Celebrar é muito bom

Ainda mais quando a celebração reúne todas as pessoas que você ama e é a realização de um sonho. Reunimos dicas importantíssimas para a decoração da igreja e da festa e até toques para você não borrar a maquiagem se, por acaso, você se emocionar além da conta. Não esquecemos a fotografia, a filmagem e as músicas que não podem faltar na trilha sonora do seu casamento.

Alexandre Cappelli já era apaixonado por música quando, em 1978, levado pelos embalos da disco music, resolveu ser DJ por pura diversão. Mas da diversão vieram as festas, que trouxeram a responsabilidade e o amadurecimento profissional. Formado em Direito pela Cândido Mendes Ipanema, advogou por dez anos, mas sempre mantendo o mercado de som como atividade paralela até abandonar o Direito definitivamente em 1996.

Já se passaram 30 anos e, nesse tempo, não faltam festas importantes no currículo de Cappelli, como, por exemplo, os Prêmios Sharp e Tim de Música Brasileira, o encerramento do Cirque Du Soleil no Brasil, os Jogos Pan-americanos, um ano no Planeta Xuxa na Rede Globo, além de ter sido o único DJ brasileiro que tocou na comemoração dos 700 anos do principado de Mônaco. Ao todo, são mais de seis mil eventos realizados ao longo de sua carreira.

No ano 2000, o DJ Flávio Guanabara tornou-se sócio de Capelli e assim surgia a empresa Cappelli & Guanabara. Os dois profissionais começaram a carreira tocando em Niterói, mas hoje são contratados para comandar pistas de dança por todo o Brasil. A equipe conta com 18 pessoas, sendo dez DJs, e tem capacidade para atender até dez festas em um mesmo dia. Os estilos musicais são os mais variados possíveis e a seleção para cada festa é feita a partir de uma entrevista com o cliente. O atendimento é feito em dois escritórios, um no Jardim Botânico, no Rio de Janeiro, e outro em Pendotiba, Niterói.

Nas pistas em que a equipe Cappelli & Guanabara está presente não faltam nunca os moving heads, os raios laser, ótima música e muita animação!

219. Os "casamentos verdes" tornam-se cada vez mais comuns e em comemorações assim cada detalhe é cuidadosamente pensado pela noiva, e os toques especiais vão desde os convites em papel reciclado, a opção pelo vestido alugado, passando por sementes usadas como lembrancinhas. Há ainda casais que optam em não dar lembrancinhas para os convidados e revertem o dinheiro que seria gasto à intituições carentes. No fim da festa, os convidados recebem um cartão dos noivos agradecendo a presença e comunicando a iniciativa. E neste caso, o tradicional arroz jogado na saída da igreja está fora de cogitação.

220. Na hora de reservar a igreja, leve em consideração o número de casamentos que serão realizados no mesmo dia. Quanto mais cerimônias, maior a chance de atraso. Por outro lado, você poderá dividir os custos de decoração e iluminação e economizar um pouquinho.

221. Se você tem o sonho de ter uma decoração específica na igreja ou não quer abrir mão de casar em determinado horário, é melhor pagar um pouco mais e ser a única noiva do dia.

222. Ao entrar na igreja, lembre de caminhar bem devagar aproveitando ao máximo esse momento maravilhoso e único! Tente olhar para os convidados só um pouquinho, pois sabemos que sua atenção maior será para o noivo. E sorria o tempo todo!

223. Existe uma maneira certa de carregar o buquê. A noiva deve segurá-lo com a mão direita e apoiá-lo na altura do quadril. Dessa forma, o vestido não será tapado.

224. Você resolveu inovar e entrar com o seu pai e sua mãe ao mesmo tempo? Ou optou por entrar com os seus avós? Bacana! Escolha uma decoração com flores presas aos bancos da igreja ou então arranjos bem compactos. Assim, o corredor da igreja terá espaço suficiente para vocês caminharem sem atropelos.

225. Se a emoção for muito forte e você sentir vontade de chorar, coloque a ponta da língua no céu da boca e pressione com força. Dá certo! Só cuidado para não ficar com uma cara estranha nas fotos. Mas lembre-se: de maneira alguma passe a mão no rosto para secar as lágrimas, você poderá ficar com o rosto borrado.

226. O rosa é uma cor marcante e, por isso, é necessário evitar os exageros. Em demasia, pode parecer o casamento da Barbie. Um bolo todo rosa funciona para uma festa de 15 anos, mas não é adequado para um casamento.

227. Jamais use flores artificiais na decoração da igreja ou da festa. Existem flores naturais lindíssimas e com um preço acessível. Ainda mais se você optar pelas flores da época.

228. Não misture flores brancas com vermelhas nas decorações da igreja e do salão de festas. Não é muito sofisticado. Ou você usa todas as flores brancas ou todas as flores vermelhas.

229. Mesas de madeira com design bacana nem precisam de toalhas. Os pratos colocados diretamente na madeira dão um ar rústico e, com os complementos certos, fica muito chique.

230. Copos coloridos, porta-guardanapos e sousplats são detalhes que fazem toda a diferença na decoração.

231. Cores fortes dão mais vida e alegria ao ambiente. Cores claras e suaves deixam o ambiente clean e romântico.

232. Se você quer economizar com o porta-guardanapo, opte por uma dobradura bem bonita do guardanapo. Uma fita de cetim, flor ou até mesmo um raminho de alecrim podem fazer toda a diferença e dar um toque romântico na decoração. Vale lembrar que o alecrim remete a boa sorte.

233. Misturar estampas está em alta, alternar tecidos listrados, lisos e estampados dá um resultado muito charmoso. O mesmo pode ser feito com arranjos de flores. Alternar tamanhos e até estilos fica lindo!

234. De manhã, é uma gafe utilizar velas, mas, no fim do dia, elas ajudam a fazer a transição da luz natural para a luz artificial.

235. É preciso cuidado com o horário da cerimônia. Casamentos realizados muito cedo não são bons nem para os noivos e nem para os convidados, que têm menos tempo para se preparar. Já os casamentos realizados no fim da tarde se prolongam até a noite e, por isso, devem ser bem planejados para a decoração não perder a beleza durante a transição do dia para a noite.

236. Em casamentos pela manhã, escolha uma decoração colorida, com duas ou três cores, como, por exemplo, o amarelo com o marfim, o rosa com o laranja ou o lilás com o rosa.

237. Quando os noivos escolhem locações históricas, é muito importante trabalhar com o que o lugar oferece, em vez de tentar transformá-lo através da decoração.

238. A cor da festa pode ir do clássico branco até as combinações contemporâneas, como o menta com lilás, amarelo com marrom, vinho com pistache ou rosa-seco com chocolate. O importante é a noiva se identificar com a cor proposta pelo decorador, não apenas seguindo tendências, mas valorizando os seus sonhos.

239. Antes de iniciar um trabalho de decoração, é importante que o decorador conheça você e o estilo que você e o seu noivo querem dar ao casamento, só assim será possível fazer um trabalho personalizado. Prestar atenção aos detalhes fará toda a diferença.

240. As decorações dos casamentos estão cada dia mais elaboradas. Os noivos investem para ter uma festa elegante. A idéia é transformar cada decoração em uma produção única. Não existe tendência quanto às cores. Cada noiva tem uma cor preferida e o decorador, melhor do que ninguém, saberá adequar a cor ao estilo da festa.

241. A flor tem uma função maior do que ornamentar. Ela dá alegria e harmonia ao ambiente e é capaz de modificar o espaço.

242. Não economize em detalhes que darão personalidade e exclusividade ao seu casamento. Pense que pode ser bacana você adquirir uma peça que depois poderá ser usada na sua casa!

243. Muitas noivinhas curtem a idéia de aromatizar o salão de festas com uma essência especial. Você pode escolher o cheirinho de sua preferência e deixar com o decorador que ele e sua equipe se encarregam de borrifar em todos os cantos do salão. Fica o máximo! Depois, você poderá usar a essência na sua casa!

244. As noivas devem escolher o decorador que tem mais a ver com o seu estilo. O mais importante é ter afinidade com o profissional e manter um bom relacionamento com ele.

245. É muito importante reservar mesas para os familiares do noivo e da noiva. Outra idéia é fazer como nos casamentos americanos: setorizar a festa por mesas numeradas ou por cores. Mas vamos logo avisando que isso pode dar algum trabalho. Seja qual for a sua escolha, o importante é que seus familiares e convidados sintam-se confortáveis.

246. A tendência da decoração contemporânea é reunir o novo e o moderno com o rústico. A decoração branca também está muito valorizada.

247. A iluminação é importantíssima. Hoje em dia existem muitos recursos com a luz. Ela passa a ser um elemento fundamental para uma decoração.

248. A iluminação também dita o clima da festa. O ideal é iluminar os pontos certos e usar muitas velas, para dar um tom romântico ao ambiente.

249. Os decoradores mais antenados passaram a valorizar o espaço da pista de dança, que tem que ter o tamanho perfeito para que dê a impressão de pista cheia sem ficar apertado demais.

250. Os móveis e o paisagismo ajudam a compor os ambientes. Dependendo do tamanho do espaço, é possível abusar da quantidade. Mas preste atenção para não atrapalhar a circulação dos convidados. A decoração não deve atrapalhar a funcionalidade da festa.

251. Se você quer um ambiente descontraído, mas os seus pais não abrem mão de lugares sentados para os seus convidados, disponibilize mesas para 40% das pessoas e complete o ambiente com lounges.

252. Nas cerimônias mais tradicionais, normalmente são tocadas nove músicas. É possível usar a mesma música para a entrada da mãe da noiva com o pai do noivo e para a do noivo com sua mãe, reduzindo o cortejo para oito canções. Mas lembre-se: o noivo só entra depois que os pais chegarem ao altar.

253. Momentos nos quais a música é imprescindível:

- Entrada dos padrinhos
- Entrada da mãe da noiva com o pai do noivo

- Entrada do noivo
- Entrada das damas e pajens
- Entrada da noiva
- Bênção das alianças
- Assinatura do livro
- Cumprimentos
- Saída

254. A música tem que se adequar ao momento. Por exemplo, a música de saída deve ser mais animada do que a da entrada, a dos cumprimentos pode ser menos solene. Discuta isso com os músicos contratados e escolha as melodias que mais emocionam você.

255. Se vocês escolheram casar na igreja, as músicas permitidas serão somente as clássicas, barrocas e sacras. Já se a cerimônia for fora da igreja, as escolhas são diversas! Algumas igrejas até permitem músicas que não sejam sacras, mas, mesmo assim, o padre precisa autorizar.

256. Sem dúvida alguma, é muito mais charmoso contratar música ao vivo para a cerimônia do casamento. Existem vários tipos de formações: instrumentos com vozes, só instrumentos ou até mesmo um coral completo.

257. Não fique preocupada com qual formação será a perfeita para o seu casamento. O profissional escolhido poderá ajudar a definir o que ficará melhor, levando em conta o tamanho e a acústica do local e também o repertório.

258. Antes de contratar os músicos, vale a pena assistir a uma apresentação deles.

259. Algumas sugestões de músicas para a cerimônia religiosa:

Entrada do noivo, pais e padrinhos

- Divertissement, de Saint Preux
- Jesus, Alegria dos Homens, de Bach
- Concerto Número Um para Piano, de Tchaikovsky
- Nona Sinfonia, de Beethoven
- Trumpet Tune, de Henry Purcell
- Largo, de Händel
- Pequena Serenata Noturna, de Mozart
- Sinfonia Número Quarenta, de Mozart
- Glória, de Vivaldi
- E o Vento Levou, de Max Steiner
- Te Deum, de Charpentier
- A Conquista do Paraíso, de Vangelis
- Eu Sei que Vou te Amar, de Vinícius de Moraes e Tom Jobim
- Bolero, de Ravel
- Canon, de Johann Pachelbel

Entrada das damas, pajens e floristas

- Minueto, de Boccherini
- Minueto Número Dois, de Bach
- Primavera, de Vivaldi
- Marcha de Quebra-Nozes, de Tchaikovsky
- Somewhere Over the Rainbow, de Harold Arlen e E. Y. Harburg

- When You Wish Upon a Star, de Jesse McCartney
- A Whole New World, de Alan Menken e Tim Rice
- Beauty and the Beast, de Alan Menken, Tim Rice e Howard Ashman
- Edelweiss, de Richard Rodgers e O. Hammerstein II
- Outono, de Vivaldi
- Inverno, de Vivaldi
- Doce é Sentir (Fratello sole, sorella luna), de Riz Ortonali

Entrada da noiva

- Marcha Nupcial, de Mendelsohn
- Pompa e Circunstância, de Elgar
- Marcha Nupcial, de Wagner
- Trumpet Voluntary, de Henry Purcell
- From This Moment On, de Shania Twain e Lange
- Fascinação, de F. D. Marchetti e M. de Feraudy. Versão de Armando Louzada
- Nessun Dorma, de Puccini
- She, de Elvis Costello
- Divertissement, de Saint Preux
- Nona Sinfonia, de Beethoven
- Marcha dos Sacerdotes, de Mendelssohn
- Magnificat, de autores diversos

Bênção das alianças

- Ave Maria, de Schubert
- Ave Maria, de Gounod
- Ave Verum, de Mozart
- Jesus, Alegria dos Homens, de Bach

- Amazing Grace, de J. Newton
- Cantata 140, de Bach
- Arioso, de Bach
- Ária na Quarta Corda, de Bach
- La Vergine degli Angeli, de Verdi
- All I Ask of You, de Andrew Lloyd Webber
- Monte Castelo, de Renato Russo

Assinaturas e cumprimentos

- Bachianas Brasileiras, de Villa-Lobos
- Ária na Quarta Corda, de Bach
- Carinhoso, de Pixinguinha e João de Barro
- Nella Fantasia, de Ennio Morricone e Chiara Ferraù
- Canon, de Johann Pachelbel
- All I Ask of You, de Andrew Lloyd Webber
- Love me Tender, de Elvis Presley e Vera Matson
- Can't Help Falling in Love, de G. Weiss, H. Peretti e L. Creatore
- Se Todos Fossem Iguais a Você, de Vinícius de Moraes e Tom Jobim
- Eu Sei que Vou te Amar, de Vinícius de Moraes e Tom Jobim
- Fascinação, de F. D. Marchetti e M. de Feraudy. Versão de Armando Louzada
- Nessun Dorma, de Puccini
- O Mio Bambino Caro, de Puccini
- For Unto us a Child is Born, de Händel
- And the Glory of the Lord, de Händel
- Perhaps Love, de John Denver
- Vivo per Lei, de Andréa Bocelli
- Love Theme (Cinema Paradiso), de Ennio Morricone

- Oração de São Francisco
- Con te Partiró, de F. Sartori e Lucio Quarantoto
- Io Che Amo Solo Te, de Sergio Endrigo

Saída

- Aleluya, de Händel
- Nona Sinfonia, de Beethoven
- Clarins de Roma, de Verdi
- Marcha dos Sacerdotes, de Mendelssohn
- Marcha Festiva da Ópera Tannhäuser, de Wagner
- Magnificat, de Vivaldi
- Say a Little Prayer, de H. David e Burt Bacharach
- Oh Happy Day, de Lou B. Rogers e Jenny Johns
- All You Need Is Love, de J. Lennon e P. McCartney
- Pompa e Circunstância, de Elgar
- Beautiful Day, de U2

260. Seja qual for a escolha do repertório, o mais importante é escolher músicas especias que marcarão esse momento fantástico da vida de vocês!

261. Assim que você já tiver escolhido a música que vai entrar na igreja, leve uma gravação para casa, ouça bastante e ensaie um pouquinho. Não tem como diminuir o nervosismo do dia, mas será bom ir se acostumando com o som e se familiarizando com o ritmo da música. Também aproveite para amaciar o sapato escolhido para usar no grande dia.

262. Vai longe o tempo em que o som tinha a mesma importância decorativa de um arranjo de flores. Bastava alguém dar o play nas fitas cassete com a seleção feita pelos noivos. Hoje há uma parafernália eletrônica de som e luz capaz de transformar o clima da festa.

263. Música é sempre indispensável e o fato de o casamento ser realizado durante o dia não significa sons mais tranqüilos e suaves. Os convidados podem e devem dançar e, para driblar a timidez causada pelo excesso de luz, os decoradores recomendam montar a pista de dança em locais mais reservados e escuros.

264. As pessoas não vão lembrar do seu vestido ou da decoração da festa, mas vão recordar se o casamento foi animado ou não. Por isso, invista em um excelente DJ.

265. Faça uma lista das músicas de que você mais gosta e das que não podem deixar de tocar e entregue para o profissional responsável alguns dias antes do casamento.

266. Na semana do casamento, encontre com o DJ e fale sobre os estilos musicais de que vocês mais gostam e as músicas que não podem faltar.

267. O mais importante: confie no DJ contratado. Ele saberá conduzir a festa de uma maneira que ficará o mais animada possível.

Renata Xavier

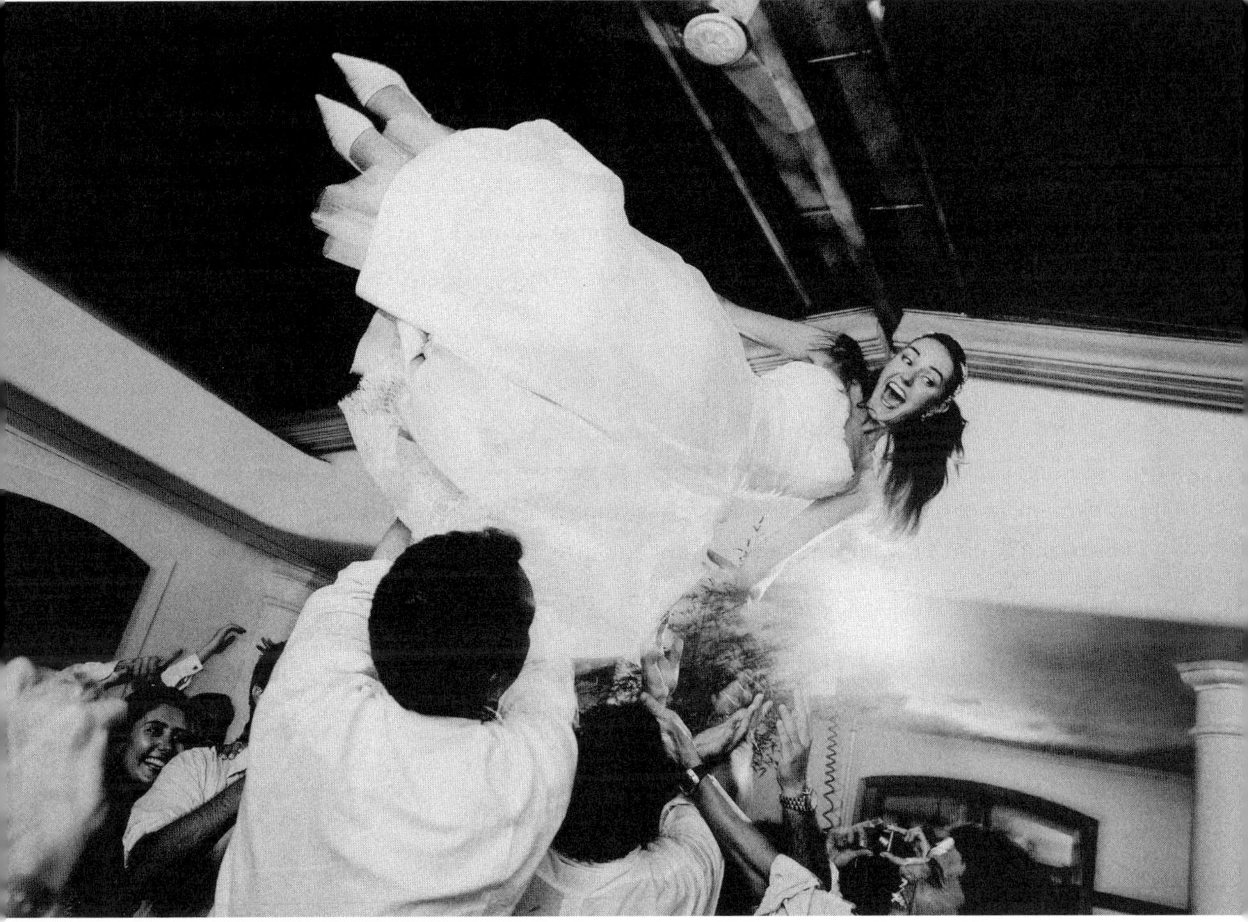

268. As músicas devem pontuar os momentos mais importantes da festa, como a entrada dos noivos no salão, o corte do bolo, a primeira dança do casal e o momento de jogar o buquê, por exemplo.

269. Os americanos têm como hábito anunciar a entrada do casal pelo microfone e normalmente quem faz isso é o cerimonialista ou o DJ. Achamos mais chique quando o DJ marca a entrada dos noivos pela música. Por exemplo, antes de os noivos aparecerem na festa, a música fica num tom mais baixo e, quando eles estão prestes a entrar, o som aumenta consideravelmente. Não há como não perceber, ainda mais se a música tocada for especial para o casal. Sem dúvida, desta forma, será muito mais emocionante.

270. Contratar uma banda também é uma idéia muito interessante! Hoje, existem bandas de diferentes estilos, que vão do rock, MPB, anos 70, até o axé music. Escolha de acordo com seu estilo e, claro, tenha em mente que você gastará um pouco mais.

271. Está muito na moda contratar grupos de escolas de samba e até mesmo blocos de rua para dar um *plus* no casamento. O horário da apresentação fica em torno de duas horas antes do fim da festa e dura de 30 a 40 minutos. É animação garantida!

272. Sugestão de músicas para a festa:

Entrada dos noivos

- Beautiful Day, de U2
- Só Tinha de Ser com Você, de A. de Oliveira e Tom Jobim, interpretada por Fernanda Porto
- Accidentally in love, de Counting Crows

- Bitter Sweet Symphony, de The Verve
- Everlasting Love, de Jamie Cullum
- Love Generation, de Bob Sinclar
- You're The First, The Last, My Everything, de Barry White, Tony Sepe e Peter Radcliffe
- Can't Take My Eyes Off of You, de Frank Vallie, interpretada por Lauryn Hill
- Love Is in the Air, de John Paul Young

Sugestões de músicas para o casal dançar a primeira dança:

- I've Got You Under My Skin, de Cole Porter, interpretada por Frank Sinatra e Bono Vox
- I Was Born to Love You, de Freddie Mercury, interpretada por Danni Carlos
- Just the Way You Are, de Billy Joel, interpretada por Diana Krall
- The Way You Look Tonight, de Dorothy Fields e Jerome Kem, interpretada por Rod Stewart
- La Vie en Rose, de Edith Piaf, interpretada por Grace Jones
- The Look of Love, de Burt Bacharach, interpretada por Diana Krall
- Cheek to Cheek, de Irving Berlin, interpretada por Ella Fitzgerald e Louis Armstrong
- Unforgettable, de Irving Gordon, interpretada por Natalie e Nat King Cole
- Pela Luz dos Olhos Teus, de Tom Jobim
- Fly Me to the Moon, de Bart Howard, interpretada por Frank Sinatra
- Let's Stay Together, de Al Green

Para a hora de jogar o buquê:

- Tema do filme Rocky, de Bill Conti
- Tema do filme Missão: Impossível, de Danny Elfman
- O Fortuna (Carmina Burana), de Carl Orff
- Tema do desenho A Pantera Cor-de-Rosa, de Henry Mancini
- Crazy, de Gnarls Barkley
- It's Rainning Men, de P. Jabara e P. Shaffer, interpretada por The Weather Girls

273. Se a idéia é servir bolo com champanhe, o ideal é oferecer, pelo menos, bolo, espumante e água para os convidados. E é importante que a recepção seja no mesmo local que foi a cerimônia, para não haver deslocamento dos convidados. Se você desejar, pode oferecer refrigerantes, doces e bem-casados também. Se a sua recepção se limitar a bolo com champanhe, não ponha mesas para os convidados sentarem, pois isso sugere que haverá algo mais, como um jantar. Faça somente uma mesa bonita para o bolo e não esqueça de levar uma faca ou espátula elegante para cortá-lo.

274. Se você optou por servir bolo com champanhe, mas o local da recepção não é o mesmo da cerimônia, você tem que tomar dois cuidados. O primeiro, é que a distância entre os locais não pode ser muito longa, quanto mais perto, melhor. O segundo é que assim que os convidados chegarem no salão, os garçons devem estar a postos para servir o bolo, champanhe ou espumante, refrigerantes, sucos e água mineral, todos bem gelados. Para a decoração, apenas ofereça alguns lounges, para que seus convidados possam sentar-se para conversar um pouco e uma romântica e bonita mesa para o bolo, doces, chocolates e para os tradicionais bem-casados, impecavelmente decorada com flores e velas. Lembre-se de colocar uma música ambiente. Outra boa opção é distribuir minibolos embalados individualmente nos mesmos tons escolhidos para a decoração. Os convidados podem levá-los como brinde do casamento. Fica simpático e elegante.

275. Se o casamento está marcado para às 10h da manhã, o brunch é uma boa opção, já que as pessoas, neste horário, ainda não estão com apetite suficiente para o almoço. A quantidade de mesas e cadeiras não precisa ser a mesma dos convidados. O brunch é informal e pode ser servido às pessoas, que estarão em pé, mas você pode, ainda, colocar alguns lounges no salão para oferecer mais conforto aos convidados.

276. Casar no meio da tarde, às 15h, é o ideal para quem quer uma comemoração mais curta (dura no máximo cinco horas). Você deve servir um brunch com coquetel. Dê preferência aos salgados de forno e petit fours. Tem que ser algo rápido e volante. O bolo e os doces devem ser servidos depois. Quanto às bebidas, aconselhamos sucos de frutas, refrigerantes e um bom espumante. Esta é uma opção mais econômica.

277. Quando o intuito é uma cerimônia rápida à tarde, receba os convidados em lounges e, para aproveitar melhor o ambiente da sua festa, monte uma mesa de doces bem bonita e coloque o bolo na frente. Embrulhe os bem-casados com detalhes nas cores da decoração e o charme da recepção pode estar numa música ao vivo.

278. No caso de uma recepção de casamento tradicional, marcada para depois das 18h, o serviço mais indicado é oferecer um coquetel seguido de jantar. Caso os noivos não queiram servir um jantar completo, recomendamos oferecer um bufê de massas ou uma mesa de sustentação. Outro tipo de serviço que está em alta no momento é o coquetel volante com miniporções. Dessa forma, você oferece algumas opções de pratos quentes para os convidados ficarem mais satisfeitos.

279. Se a festa vai entrar noite adentro, é de bom-tom servir um cardápio mais encorpado, com serviço volante ou ilhas de bufê. É indicado servir mais opções de bebidas alcoólicas, como espumante, vinho tinto, uísque, caipirinha e chope. As festas à noite são mais longas, por isso, bebe-se e come-se mais.

280. Se a opção for jantar, fica elegante fazer *mis-en-place*, ou seja, a mesa deve estar completa com sousplats, taças, talheres, guardanapos e porta-guardanapos. Se o serviço for à francesa, o prato

pode ser colocado na mesa. Porém, se a escolha for jantar à americana, o prato deve ficar no aparador onde será servida a comida. De qualquer forma, em ambos os casos, é elegante colocar copo de água e de vinho na mesa.

281. Se o casamento for na praia, é interessante servir pratos que tenham a ver com o local onde o casamento é realizado. Frutos do mar, caipirinhas e sucos de frutas têm a ver com o clima praiano.

282. Casar na areia da praia é o máximo! O ideal é encontrar um restaurante ou pousada que fique de frente para o mar e que forneça toda a estrutura necessária para o casamento, como banheiros, toldos e cozinha.

283. Não é permitido fazer casamentos nas praias no Rio de Janeiro. Na capital carioca, o único local que pode ser alugado nesse sentido é o Forte de São João, na Urca. Como outra opção, indicamos Búzios ou Angra dos Reis.

284. Se o casamento for somente no civil, os noivos podem comemorar com os familiares com um almoço íntimo ou jantar, na própria casa dos noivos ou até mesmo em um restaurante. O importante é comemorar essa nova etapa na vida do casal.

285. Vale a pena comemorar em um restaurante se os noivos forem freqüentadores assíduos. Pode ser mais econômico e vale a pena reservar uma parte do local para ficarem mais a vontade. É

legal ter um bolo de casamento para compor o cenário das fotos e servir como sobremesa. Distribuir bem-casados como lembrança é muito simpático.

286. Confirme se o local da festa tem gerador. Caso não tenha, alugue um. Ou você pode correr o risco de a festa acabar por falta de luz.

287. Assim que chegar no local da recepção, procure comer algo. Normalmente, o cerimonial cuida para que os noivos façam um pequeno lanche antes de entrarem na festa. É importante porque depois muitos casais, por conta da emoção, esquecem de comer e podem passar mal.

288. E certo ou errado passar gravata? Se puder, evite, pois, normalmente os convidados se sentem constrangidos e já compraram presentes para você. Mas, se você gosta da brincadeira, mostre para quem for passar a gravata quais as pessoas que não devem ser incomodadas.

289. É imprescindível oferecer conforto e segurança para os seus convidados. Por isso, não tenha dúvida em contratar um serviço de manobrista e segurança.

290. Ter seguranças na igreja é muito importante. Ainda mais se o seu casamento for nos grandes centros, como Rio de Janeiro ou São Paulo. O segurança não só pode coibir um assalto como também impedir a entrada de um mendigo durante a cerimônia. Não vale a pena arriscar num dia tão importante como este.

291. Contrate um segurança para cada 50 convidados e um manobrista para cada dez carros.

292. Alguns locais não disponibilizam profissionais para cuidar da limpeza dos banheiros. Certifique-se com a casa de festas e, se for necessário, contrate uma equipe para cuidar da limpeza não só do banheiro, mas de todas as áreas de circulação dos convidados.

293. Faça uma lista das fotos que você quer e entregue para o fotógrafo e para o cerimonial na semana do casamento. Assim, você garante que terá todas as imagens que deseja. Outra dica: escolha uma pessoa da família para ajudar o cerimonialista nessa tarefa.

294. Assim que chegar na festa, tire as fotos com pais, padrinhos e avós. Combine com o fotógrafo para que dure, no máximo, 30 minutos. Assim você não perderá muito tempo da festa.

295. Se puder, dance a valsa com o véu. As fotos ficam lindas. Depois, peça para a cerimonialista ou alguém da família retirá-lo para que você fique mais à vontade.

296. Hoje em dia, muitos profissionais conseguem captar fotos descontraídas. Isso é bom porque você não precisará posar o tempo todo. Seja natural, um bom fotógrafo conseguirá registrar o seu casamento de forma dinâmica. Depois é só conferir o resultado nos álbuns que, atualmente, são diagramados com fotos de vários tamanhos, formatos e posições.

297. Não há nada mais lindo do que a espontaneidade da noiva olhando para seu noivo na hora do juramento. Através da fotografia espontânea é possível captar momentos inesperados e que contam a história do casamento. Porém, os noivos não devem esquecer de que as tradicionais fotos posadas também são importantes. Por se tratar de um momento único e especial, vale a pena perder um tempinho para tirar fotos com os familiares mais importantes, pois esse será o registro que ficará depois da festa.

298. Os vídeos de casamento estão cada vez mais criativos. Além disso, com a tecnologia digital, mais produtos e serviços vêm sendo oferecidos de forma que os clientes possam escolher o trabalho que tem mais a ver com sua personalidade e com o tipo de evento. São muitas as propostas de DVD, desde os filmes mais tradicionais até aqueles que editam a sua comemoração como se fosse um documentário. Observe também a duração dos filmes, que podem variar de 20 minutos até 2 horas. Por isso, antes de fechar o serviço, converse com vários profissionais.

299. Muitas noivas desistem de fazer a filmagem por acharem que o filme quase não será visto. Só que é exatamente o contrário! Quem faz ama e quem não faz se arrepende demais. Alguma noiva consegue ver a entrada do noivo? Não! E os detalhes da decoração da festa? A alegria dos amigos? Só no DVD é que elas conseguem ver todos os detalhes desse dia tão especial. Então, não deixem de fazer a filmagem. As câmeras de hoje em dia são quase sem luz alguma e os profissionais são cada vez mais discretos.

300. A fotografia do casamento é o que fica. Então, muita atenção na hora de escolher o fotógrafo. Verifiquem todos os modelos de álbuns oferecidos, como são tiradas as fotos, se o fotógrafo que estará com você no dia do casamento é o mesmo que foi contratado e, principalmente, é importantíssimo que você sinta empatia por ele.

301. Ao escolher a lembrancinha do casamento opte por algo marcante e que tenha a ver com você e seu noivo.

302. Os chinelos são sempre muito bem-vindos como lembranças nos casamentos. Alguns podem ser customizados com iniciais dos noivos ou desenhos. São entregues, normalmente, somente para mulheres e o cálculo correto são 60 sandálias para uma festa com cem convidados. Sugerimos que a numeração deve ser 36/37 e 37/38 para evitar confusão na hora da distribuição.

303. Nos Estados Unidos, é comum a noiva presentear os casais de padrinhos. Este hábito está sendo importado pelas noivas brasileiras e entre os presentes preferidos estão minibolos, minigarrafas de espumante, gravatas, caixinhas de madeira personalizadas e tudo o que você achar criativo e que tiver a ver com seus queridos padrinhos.

304. Festa de casamento é uma realização familiar. Saiba ouvir as opiniões e vontades da sua família. Às vezes, ver um sorriso da sua avó, da sua mãe ou do seu pai será muito mais recompensador do que qualquer capricho seu.

Suas anotações

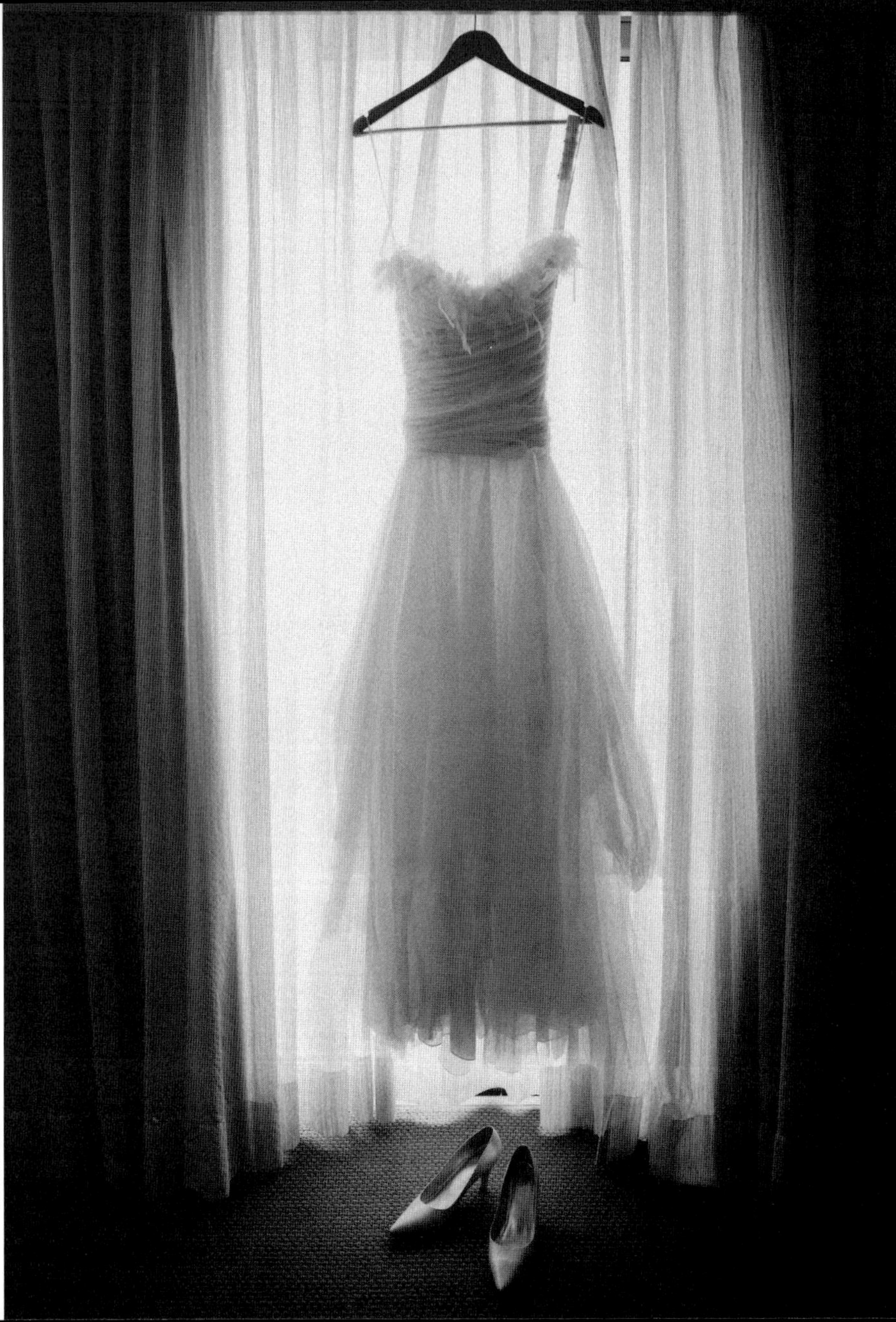

Renata Xavier

6

Vestida de noiva

Chegou o momento de realizar o grande sonho e se vestir de branco, colocar flores no cabelo e o véu na cabeça, tudo como manda o figurino. Um sapato confortável e um buquê que combine perfeitamente com o modelo escolhido darão o toque final. Uma das maiores emoções de uma noiva é a escolha do vestido que, ainda bem, dura muito tempo. Este momento mágico começa quando você folheia a primeira revista sobre casamento, continua nas visitas aos ateliês e só termina quando você pega o vestido escolhido, poucos dias antes do casamento. E no dia D todos vão olhar para você, a noiva, e você será a mulher mais bonita da festa!

Vestir mulheres em momentos especiais é a vocação de Carmen Cohen. O primeiro contato com as agulhas foi no Curso Singer, que ela fez porque "no meu tempo, para se casar, era preciso saber cozinhar e costurar", recorda. Ela já vendia prét-à-porter quando foi visitar os Estados Unidos na década de 80. Procurando roupas de festa, Carmen despertou o interesse pelos vestidos de noiva. Em 1993, fundou a Maison Cohen, referência em moda noiva no Rio de Janeiro, que dirigiu até 2002, quando vendeu a empresa. A idéia inicial era se aposentar, o que só durou um ano e meio, tamanho o prazer que ela tem em criar modelos de noivas.

Hoje, com 20 anos de experiência, Carmen recebe as clientes com hora marcada em um ateliê montado em Copacabana. O atendimento é personalizado e, por isso, ela sugere que a procurem com pelo menos seis meses de antecedência. Muitos pedidos são para primeiro aluguel, dessa forma, a noiva pode ter o vestido dos sonhos pela metade do preço. Ter o vestido perfeito, aliás, é seu grande diferencial, já que cada cliente traz as próprias referências, explica o que quer e cabe à Carmen misturar tudo harmonicamente e criar uma única peça inspirada em todas as idéias. O sonho ganha forma em renda francesa e cetim italiano, os tecidos mais usados, que são arrematados com bordados feitos à mão.

Depois de brilhar no casamento da noiva que o encomendou, o vestido é lavado e, caso precise, rebordado. As peças passam a fazer parte do acervo de Carmen Cohen, que também veste convidadas. Ela é sócia de uma prima, daí o nome Maison Primas, em uma loja de aluguel de roupas na Barra da Tijuca.

305. Escolha um sapato muito confortável. A noiva fica em pé o tempo todo durante a cerimônia, cumprimentando as pessoas e dançando. É muito importante que os sapatos não apertem nem machuquem.

306. Se você optar por um sapato de salto muito alto, escolha um modelo com plataforma.

307. Se você for comprar um sapato para forrar, compre um número maior do que o seu. Ao forrar, o sapato fica um número menor.

308. Os sapatos mais formais são os forrados em tecido ou os em pelica.

309. As sandálias podem ser usadas, mas tome cuidado com os pés, que devem estar impecáveis!

310. As meias devem ser clássicas e suaves para não chamar a atenção para os pés. Meias-calças são boas porque protegem a noiva quando a jogarem para o alto. Por outro lado, pense que com elas fica mais difícil a ida ao toalete, são muitos os panos num vestido de noiva e a meia-calça pode atrapalhar. Neste caso, o mais indicado é a meia 7/8.

311. Na hora de escolher o buquê, leve em consideração a sua altura, o modelo de seu vestido, o local e o horário da cerimônia e, claro, o seu estilo. Preste atenção também nas flores da época, elas costumam estar mais bonitas e são mais baratas.

312. Escolher o buquê é uma delícia! Os formatos mais usados são:

- Redondo – É o preferido das noivas e fica sempre elegante! Pode ser usado em casamentos na parte da manhã, tarde ou noite e pode ter o caule curto ou longo. Se for longo, fica mais pesadinho, principalmente se a flor escolhida for a rosa. Qualquer noiva pode usar esse tipo de buquê. O importante é que fique proporcional à altura dela.
- Braçada – É um buquê de muito estilo. Pode ser usado em casamentos na parte da manhã, tarde ou noite. Como o nome diz, é feito para ser levado nos braços. Noivas altas ficam muito bem com esse formato de buquê. Se o vestido for clean, a braçada é uma ótima pedida!
- Cascata – É um buquê sofisticado, então, só fica bacana nos casamentos à noite. Seu formato é triangular, como o de um cacho de uvas. Perfeito para noivas altas e não recomendado para noivinhas mignon.
- Uma única flor – Perfeito para noivas que buscam um estilo mais leve. A flor deve ser grande e de caule longo. Flores mais usadas: orquídea, lírio ou tulipa.

313. A noiva deverá sempre lembrar de levar o buquê com a mão direita no osso da bacia, na altura do quadril, de forma que as flores não escondam o vestido. Terços também são muito usados e ficam muito bonitos, acentuando o romantismo da ocasião.

314. Achamos muito legal quando a noiva presenteia a avó com o buquê ou o oferece a Nossa Senhora. Hoje, é comum encomendar um buquê especialmente para ser jogado para as amigas solteiras. Tem até um modelo que se divide em cinco raminhos dando a chance de mais amigas se casarem em breve.

315. Não escolha seu vestido baseado em tendências de moda, você pode se arrepender com o passar dos anos. Escolha um vestido que tenha a ver com a sua personalidade, o seu estilo e o seu biótipo. Pesquise bastante antes o que mais lhe agrada. Não deixe que pessoas influenciem na sua escolha. Lembre-se: a noiva é você e quem tem que se sentir linda e poderosa no dia é você!

316. Costumamos dizer que menos é sempre mais! Por isso, tente equilibrar tecidos, brilhos e o modelo escolhido, para não correr o risco de ficar *over* e parecer que você está fantasiada de noiva. Não se esqueça de que a estrela do dia é você, e não o vestido que está usando!

317. O vestido certo para cada noiva:

- Mignon – Escolha um modelo longo, não muito colado no corpo, que vai alongar sua silhueta. Evite decotes muito fechados. Use sapatos altos (com plataforma para ficar mais confortável).
- Magrinha – escolha um modelo com tecidos mais encorpados, drapeados ou com rendas. Você pode abusar no volume da saia do vestido. Evite decotes em V.
- Gordinha – escolha um modelo com um decote bacana, principalmente se for em V. Evite tecidos volumosos e chamativos. No inverno, use mangas compridas, no calor, use mangas mais curtas, mas não deixe de usá-las.
- Alta – escolha um modelo mais justo no corpo. Evite salto alto e considere a altura do noivo.

318. Para cerimônias durante o dia:

- Escolha vestidos mais simples e leves, sem muitos detalhes ou brilhos.
- Evite caudas longas, véu arrastando pela nave, decotes cavadíssimos e excesso de brilhos.

319. Para cerimônias à tarde:
- É possível usar um leve brilho.
- Evite tecidos com cetim e bordados brilhantes.

320. Para cerimônias à noite:
- Rendas, brilhos e pedrarias estão liberados.
- Evite exagerar.

321. Para casamentos na parte da manhã, o véu curto é o mais cotado. Já em casamentos à noite, o véu pode e deve ser longo.

322. Se você vai casar numa igreja muito formal, não abra mão do véu, pois ele certamente irá compor melhor o visual. Mas, se você optar por um casamento informal, pode abrir mão do acessório, sem medo de errar.

323. Cuidado para o véu não brigar com o vestido. O acessório deve complementar a roupa. Hoje, as noivas estão optando por véus mais leves, compondo um visual bem *clean*.

324. Se você quer usar o véu longo, tome cuidado para que seja maior do que o vestido. Ele nunca poderá ser um pouco menor do que o modelo escolhido.

Renata Xavier

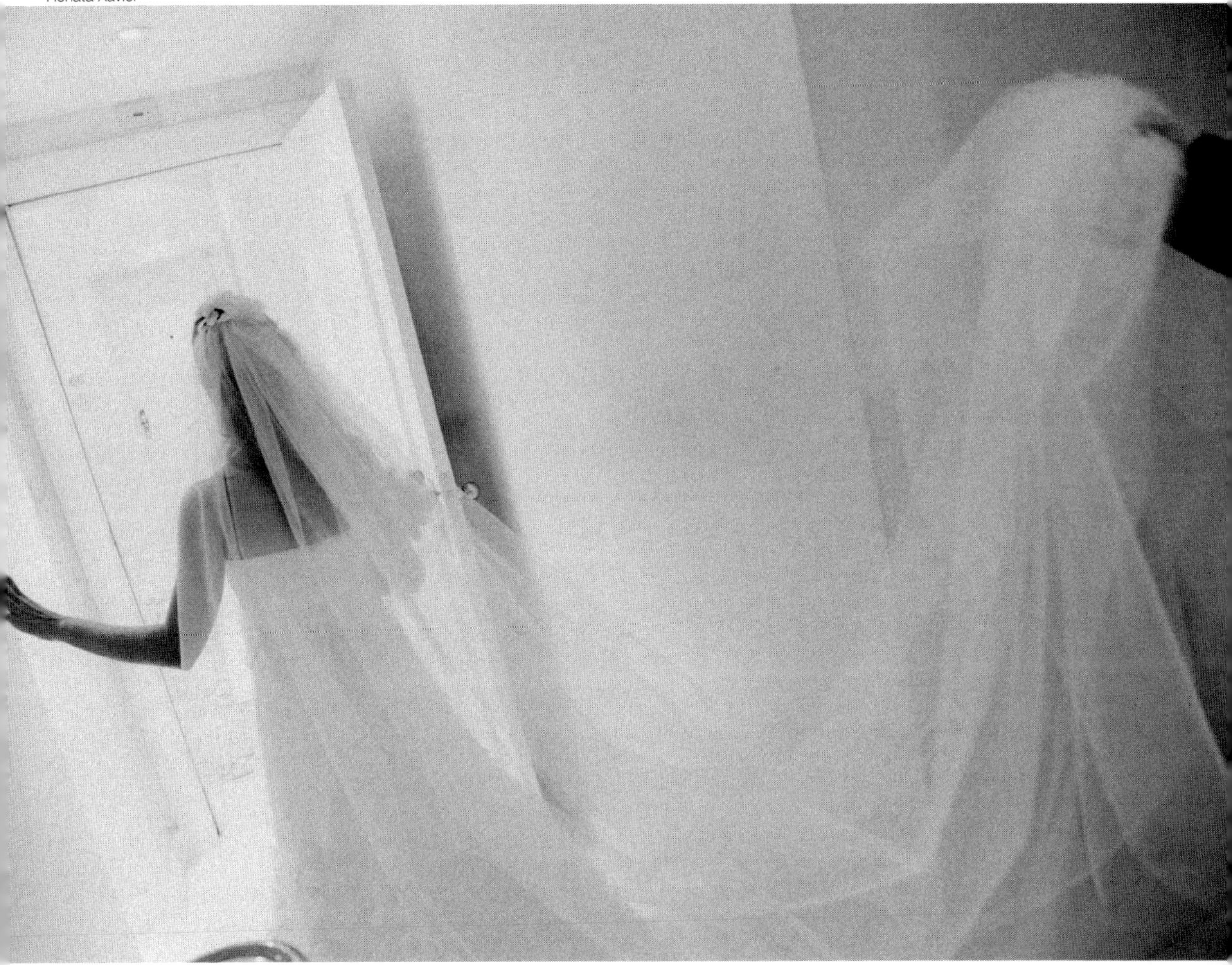

325. A mantilha é uma peça muito elegante, normalmente de renda, que deve ser usada junto a um vestido mais simples para haver harmonia.

326. Primeiro, você deve escolher o vestido, depois, o véu, que pode ser colocado em qualquer altura da cabeça, dependendo do penteado.

327. Noivas baixinhas parecem mais altas quando usam cabelos presos. Para noivas altas o famoso coque baixo ajuda a disfarçar a altura.

328. Nos casamentos à luz do dia, flores naturais ficam um charme! À noite a noiva pode escolher uma peça em strass ou cristais Swarovski.

329. Flores de tecido também são muito bem-vindas em qualquer horário. Nós somos fãs!

330. Coroas, garras, grinaldas e laços com cristais Swarovski são lindos e, o melhor, você pode escolher qualquer um desde que combine com o seu estilo.

331. Anote: se a grinalda for muito discreta ou se ela ficar coberta pelo véu, invista em um brinco maravilhoso. Fará toda a diferença!

332. A noiva pode ficar um charme se usar um lindo chapéu num casamento pela manhã. Experimente, quem sabe combina com você!

333. Se você escolher um supervéu faça, durante a prova do vestido, um pequeno ensaio do que será no dia. Afinal de contas, a noiva deverá caminhar até o altar como se vivesse todos os dias de sua vida com um véu de quatro metros preso em seus cabelos, com muita naturalidade.

334. Se você tiver o rosto redondo ou gordinho, opte por um véu delicado e sem muito volume. Já para um rosto fino o volume é o ideal.

335. Em cerimônias menos formais, há a opção de usar vestidos na altura dos joelhos, feitos de tecidos mais simples. Mesmo que o casamento não seja na igreja, prefira modelos longos ou longuetes. Vestidos curtos não são muito indicados para a noiva, porque, por mais simples que a cerimônia seja, existe uma certa formalidade que não deve ser abandonada.

336. Se você optar por um vestido feito com tecidos nobres, prefira modelos mais simples, menos rebuscados, que valorizem o tecido escolhido. O contrário vale para tecidos mais simples, que podem, sem medo, dar origem a modelos mais trabalhados e que serão rebordados. Em relação às cores, o branco é, sem dúvida, o mais tradicional. Mas nada impede que sejam usados vestidos off-white, pérola ou de outras cores clarinhas. Evite vestidos coloridos, para não tirar o romantismo da ocasião.

337. Atenção, noivas: o branco da vez é o off-white, cor preferida das estilistas mais descoladas.

Vestidos com esta tonalidade ficam chiques e os fotógrafos agradecem porque os detalhes dos modelos ficam mais nítidos nas fotografias.

338. Uma grande dúvida que ronda a cabeças das noivinhas é se o melhor é comprar ou alugar o vestido. É importante lembrar que o vestido é um item bastante caro num orçamento de casamento. Se você optar por comprá-lo, não pense que vai conseguir reformá-lo para utilizar em outra ocasião. Mas, por outro lado, pode ser uma bela recordação. Outra opção é fazer um primeiro aluguel. Nesse caso, você escolhe o modelo, que será confeccionado especialmente para você. A diferença é que, no final, você o devolverá para a loja e ele será alugado depois. Existem também lojas que alugam diversos modelos já prontos. O ideal é que você experimente vários vestidos até que encontre o modelo dos sonhos! Mas, não deixe de prestar bastante atenção no acabamento.

339. É importante levar em conta todos os detalhes para que fique um visual bacana e harmônico. Nesta hora usar o bom senso é importante. É preciso que o vestido, a grinalda, o véu e o buquê combinem. Assim, o visual fica perfeito!

340. Caudas de vestidos muito longas podem atrapalhar, e muito! São lindas, sem dúvida, mas tente escolher um modelo que seja confortável e com o qual você consiga dançar e circular pelo salão da festa. Cauda removível ou um modelo com a cauda mais curta são boas opções. O que não fica bacana é a noiva ser obrigada a ficar segurando a cauda para lá e para cá. Fica muito desconfortável e até deselegante.

341. O mais importante de tudo é a escolha de um vestido confortável para que a noiva possa aproveitar a festa do início ao fim e, é claro, se sentir a mulher mais bonita do mundo.

342. Não aceite receber o vestido no dia do casamento. O ideal é recebê-lo na antevéspera para você ficar mais tranqüila.

343. É legal fazer a última prova dez dias antes da data do seu casamento, para dar tempo de fazer todas as modificações necessárias.

344. O estilo da festa e o tamanho do local da cerimônia acompanham o modelo do vestido. Se a festa for em uma capelinha, não tem sentido usar um vestido como o de Grace Kelly. Seguindo o mesmo pensamento, ficaria apagado demais usar um vestido sequinho e básico, como o de Caroline Kennedy, em uma grande catedral.

345. Os acessórios devem estar em perfeita harmonia com o visual da noiva. Os brincos podem ser discretos se a grinalda tiver muito destaque e o vestido for muito bordado. O mesmo deve ser levado em conta para o uso do colar: se o modelo do seu vestido tiver muita informação no colo e nas mangas e se o brinco chamar muita atenção, abra mão do uso do colar.

346. Está grávida? Se a idéia é disfarçar a barriga, evite vestidos muito justos, tecidos volumosos, armados ou recortados na cintura. Vestidos retos na cintura disfarçam a barriguinha.

347. Se você quer deixar a barriga em destaque, invista em tecidos leves, como crepes e musseline. Fica lindo!

348. Atenção, grávidas: a última prova deve ser bem perto do dia do casamento. Assim, você evita problemas de usar um vestido apertado no grande dia e, durante a festa, beba bastante água e use um sapato confortável, de preferência com um salto baixo.

Suas anotações

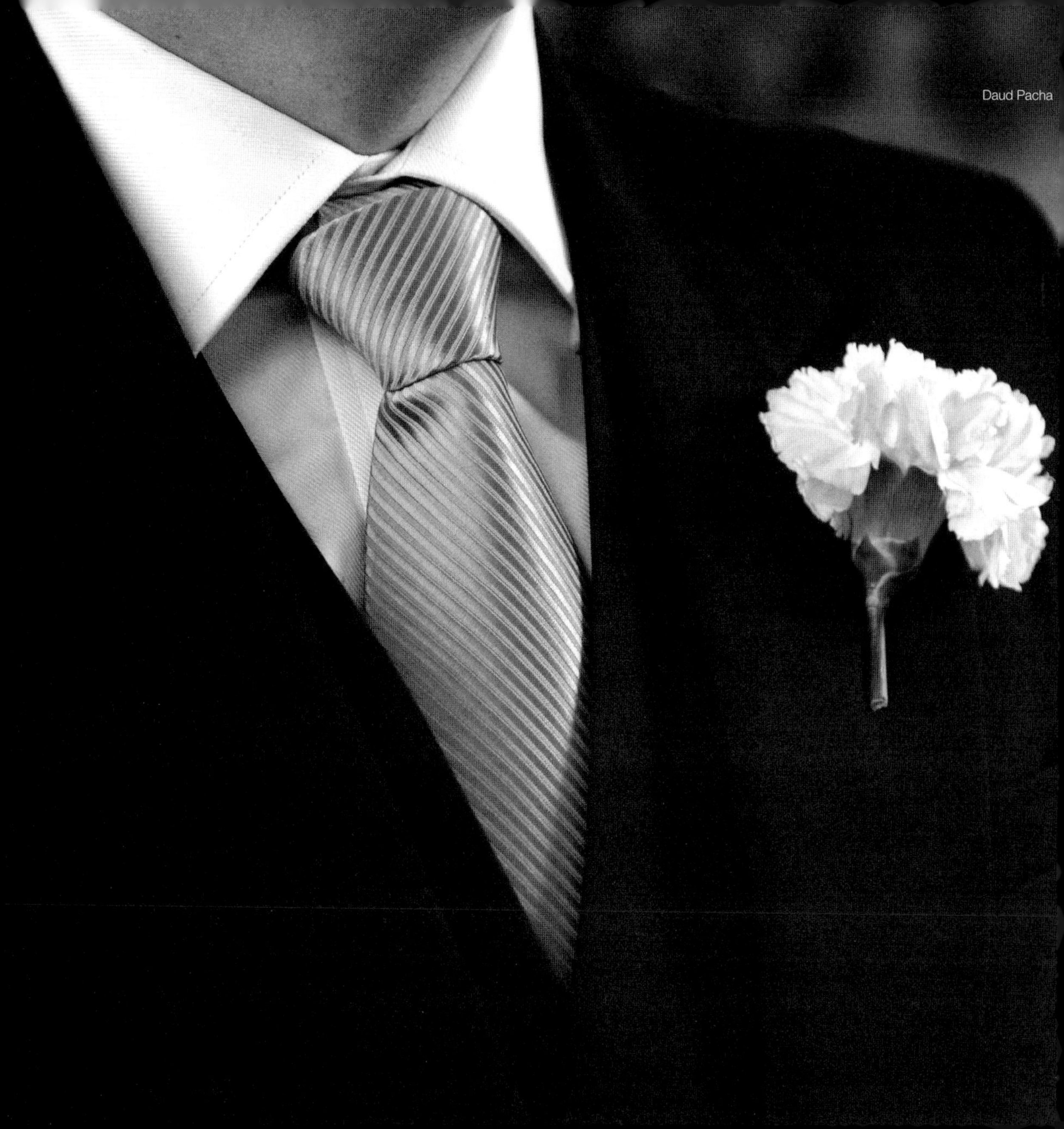

Daud Pacha

7

O noivo e os coadjuvantes especiais

Tudo bem que todas as atenções vão para a noiva, mas ele também é protagonista neste dia e merece uma atenção especial. O noivo tem que estar impecável, com uma roupa muito elegante, o cabelo cortado e a barba feita. Ele tem que levar as alianças e uma caneta muito bonita para as assinaturas. Outras obrigações do noivo são dançar a noite toda, tirar muitas fotos e aproveitar ao máximo a festa! Comemoração de casamento de verdade também tem que ter dama de honra, pajem, madrinhas, padrinhos, convidados e, lógico, os pais dos noivos. Neste capítulo, detalhamos roupas e tarefas desses participantes especiais e também damos dicas para você driblar qualquer tipo de saia justa!

Trabalhando no bufê da tia, de 1992 a 2004, Ocy Lengruber percebeu que o aluguel de móveis para festas era um mercado ainda pouco explorado e começou a sonhar com a própria empresa. A idéia de fundar a Mobilli amadureceu por anos, até que o empresário comprou, em 2002, as primeiras 200 cadeiras. Depois de muito tempo, comprou mais duzentas, e mais, e mais...

De cadeiras para lounges, mesas de vidro até chegar ao atual mix, com mais de 200 tipos de peças, totalizando cerca de oito mil itens adquiridos em seis anos, a extensa gama de produtos pode atender até cinco mil pessoas num único dia e é formada por móveis rústicos, laqueados e pretos. Tendências à parte, a preferência das noivas continua sendo os móveis brancos. A empresa conta com um galpão de 1,2 mil m^2 e 40 funcionários, entre eles uma equipe pronta para atender os clientes que desejam móveis exclusivos, idealizados a partir de referências que eles mesmos apresentam. Com um prazo mínimo de três meses, é possível executar todos os sonhos dos noivos e criar peças únicas.

Para oferecer ainda mais conforto para os clientes, Lengruber criou um ponto de encontro para eles, o Show Room Mobilli. Lá, além de se instalar, o empresário convidou outros fornecedores do setor para apresentarem os seus produtos. Quem ganhou com isso foram os noivos, que podem riscar até 70% do checklist da festa numa única visita.

A empresa, localizada em Niterói, no Rio de Janeiro, atende toda a região Sudeste e tem planos de ser ampliada a partir da abertura de filiais nas regiões Serrana e dos Lagos.

349. A escolha da roupa do noivo vai depender do gosto de vocês. Um bom terno pode substituir um fraque. O que não pode acontecer é o noivo usar terno enquanto os padrinhos usam fraque. O contrário até pode. Caso vocês optem por todos usarem o mesmo traje, o noivo deve diferenciar-se nos detalhes como gravata, colete e flor na lapela. Ele é o destaque.

350. Os hábitos e as tradições do casamento variam de acordo com a cultura de cada país. Nos Estados Unidos, por exemplo, os noivos usam o smoking. Já aqui no Brasil, segue-se a tendência européia e, mais freqüentemente, os noivos optam pelo fraque ou meio-fraque. Ele pode usar, ainda, terno, túnica ou fraquete. O melhor traje sempre vai depender do grau de formalidade e horário da cerimônia. Se houver muita dificuldade para encontrar a roupa ideal, o interessante é procurar um profissional que possa fazer combinações que agradem sem ferir a elegância. É fundamental que ele se sinta à vontade e confortável com o que está vestindo.

351. Quanto à dúvida de comprar ou alugar, a decisão vai depender do orçamento de cada um. Mas, para aqueles que têm possibilidade de escolha, aí vai uma dica importante: o melhor é comprar uma roupa que poderá ser usada outras vezes. O fraque e o meio-fraque, por exemplo, provavelmente, vão mofar no armário depois de usados no casamento e esse investimento talvez não valha a pena, sendo mais interessante optar pelo aluguel. Mas, quanto a um bom terno, o noivo poderá aproveitar em outras ocasiões e, até mesmo, em outros casamentos.

352. Mas atenção: se a intenção for alugar, não deixe para o último momento. O ideal é reservar a roupa com um mês de antecedência. Caso o noivo esteja indeciso e com medo de pecar em algum detalhe, seja qual for o horário e grau de formalidade da cerimônia, o meio-fraque sempre vai ser uma boa escolha e, acima de tudo, elegante. Esse é o traje mais escolhido pelos noivos.

353. A flor natural na lapela é um detalhe essencial para a finalização da roupa do noivo. Não esqueça! Um opção para os que não curtem a flor é usar um lenço bem bonito.

354. As flores mais indicadas para a lapela são: cravo, angélica e denphal. O cravo é o mais tradicional de todos e, além disso, tem maior durabilidade. Uma curiosidade em relação ao cravo: quanto mais abraçado o noivo for, mais bonita ficará a flor na lapela.

355. Lembre-se sempre de deixar a flor da lapela do noivo para ser colocada por último, pois ele é muito abraçado por todos.

356. Para casamentos informais à noite ou no fim de tarde, o noivo pode optar por um terno escuro e sem colete. Mas, mesmo sendo informal, a gravata é indispensável. Nesse caso, ele deve evitar a plastrom, por ser mais pomposa, e optar por uma gravata tradicional longa.

357. Para casamentos à luz do sol, na praia, os noivos podem optar por cores mais leves e menos formalidades. O terno nos tons de bege e cinza-claro são os mais indicados e o colete e a gravata podem ser dispensados sem medo de errar.

358. Casamentos ao ar livre no campo ou na fazenda também não pedem formalidades. O noivo pode escolher um bom terno, sem colete, e uma linda gravata que o deixem elegante e confortável. Se for de dia, ele pode usar uma tonalidade clara, como o bege ou o cinza. Se for no fim do dia, pode escolher um azul marinho ou grafite.

359. O terno escuro não tem erro, principalmente se o casamento for no fim da tarde. Mas não esqueça: o noivo deve estar mais arrumado que os padrinhos e isso é possível através do uso de um colete, de uma gravata diferenciada ou lindas abotoaduras.

360. É tarefa do noivo levar uma bonita caneta para a hora das assinaturas. Não esqueça! Você corre o risco de usar uma caneta qualquer em um momento muito especial na sua vida. E o pior, isso será registrado nas fotos! Outra tarefa importante é levar as alianças para o local da cerimônia.

361. Atenção, noivo: coma alguma coisa e beba bastante água assim que chegar na recepção, para poder curtir a festa sem perder a linha.

362. Modelos de roupas para o noivo:

- Ternos – mais indicados para casamentos informais e devem ser de tons escuros. Tons claros somente se o casamento for durante o dia. Se optar pelo terno, é muito importante escolher uma bonita gravata.
- Meio-fraque – bastante usado em casamentos, é o modelo de terno escuro, calça cinza risca de giz e colete branco (casa de abelha) ou cinza. É aconselhável que os padrinhos usem o mesmo traje.
- Fraque – usado em casamentos mais formais. É também conhecido como traje "pingüim", por ter a parte de trás do terno mais longa.
- Casaca, smoking, summer, black tie ou dinner jacket – são utilizados apenas quando a cerimônia for muito formal.

363. Você é noivo é quer se vestir de branco? Não faça isso. Mil desculpas, noivinho, mas o branco é só para a noiva! Não há exceções!

364. Se vocês decidirem por uma comemoração descontraída na praia e o noivo quer usar uma bata branca, a calça deve ser bege. Nunca todo de branco!

365. Noivos, lembrem que a meia deve ser da cor do sapato. Jamais, em hipótese alguma, deve ser branca. E a blusa deve ser sempre mais clara do que o terno.

366. Leve seu noivo para participar da escolha da decoração. Você pode se surpreender com as idéias dele e, desta forma, deixar a festa de vocês ainda mais personalizada.

367. Se o noivo não curte participar dos preparativos, divida tarefas: você pode cuidar dos preparativos do casamento e ele, da lua-de-mel.

368. Não é nada legal o noivo usar maquiagem. Ele deve caprichar no visual. Estar com o cabelo bem cortado, a barba feita e, um ótimo perfume é fundamental.

369. Quer uma barba impecável no dia do seu casamento? Anote: faça a barba na sauna.

370. O noivo pode fazer hidratação facial, banho de sais, massagens, etc. Mas tem homem que não curte. Para estes, sugerimos um programa light, tipo se arrumar junto com os padrinhos (só não vale beber demais), pegar onda ou dar um mergulho no mar, jogar videogame ou até mesmo ver um filme de casamento para entrar no clima. Jogar futebol, saltar de asa-delta ou correr de kart, nem pensar! O noivo não pode correr riscos no dia do casamento.

371. Outro ponto importante: noiva pode atrasar, mas noivo não pode, jamais!

372. Imagina perder todos os documentos no dia do casamento? Assim que chegar no salão, entregue sua carteira para a cerimonialista. Depois, poderá se esbaldar na pista de dança sem se preocupar com nada.

373. Embora todos os olhares sejam voltados para ela, o noivo também tem o seu destaque e pode não ser um mero coadjuvante, tendo uma presença elegante, alegre e fazendo sua noiva, que tanto ama, brilhar muito mais.

374. Desmoiselles (damas adolescentes ou adultas) não fazem parte da nossa cultura, por isso, não há regras rígidas quanto ao cortejo. Mas, caso haja crianças, elas devem estar coordenadas com as desmoiselles. Devem usar a mesma cor e o mesmo tecido, mas o modelo fica a critério das noivas. Esta coordenação é importante porque vai mostrar, claramente, que não são madrinhas sem padrinhos. As desmoiselles também devem levar um buquê e a cor da roupa delas jamais deverá ser parecida com a das mães dos noivos.

375. Procure convidar crianças que já tenham um certo contato com vocês para que elas se sintam envolvidas com o casamento e entendam a sua função.

376. Converse bastante com os pequenos e explique a importância do comprometimento deles durante a cerimônia. Prefira crianças um pouco maiores para evitar que na hora H elas desistam. O ideal é que a idade mínima seja três anos. Crianças menores normalmente choram e acabam desistindo de entrar na igreja.

377. Estabeleça um número de crianças que serão convidadas para o cortejo. Não existe número máximo, mas o importante é que você ou o seu noivo sejam íntimos delas. Nada de convidar uma criança para ser dama de honra ou pajem só porque é bonitinha e alugar criança para esta função nem pensar!

378. O traje das crianças varia de acordo com o tipo de cerimônia e horário. É papel da noiva arcar com as despesas das roupas e dos sapatos.

379. A roupa da dama de honra não precisa e nem deve ser igual ao vestido da noiva, não fica legal. Escolha vestidinhos fofos e coloridos para elas. Se você fizer questão de que as daminhas se vistam de branco, escolha uma faixa colorida para a cintura das pequenas, ficará uma graça!

380. Se as daminhas tiverem mais ou menos a mesma idade, os vestidinhos devem ser iguais. Se você quiser chamar damas maiores, o modelo pode ser diferente, mas a cor deve ser a mesma.

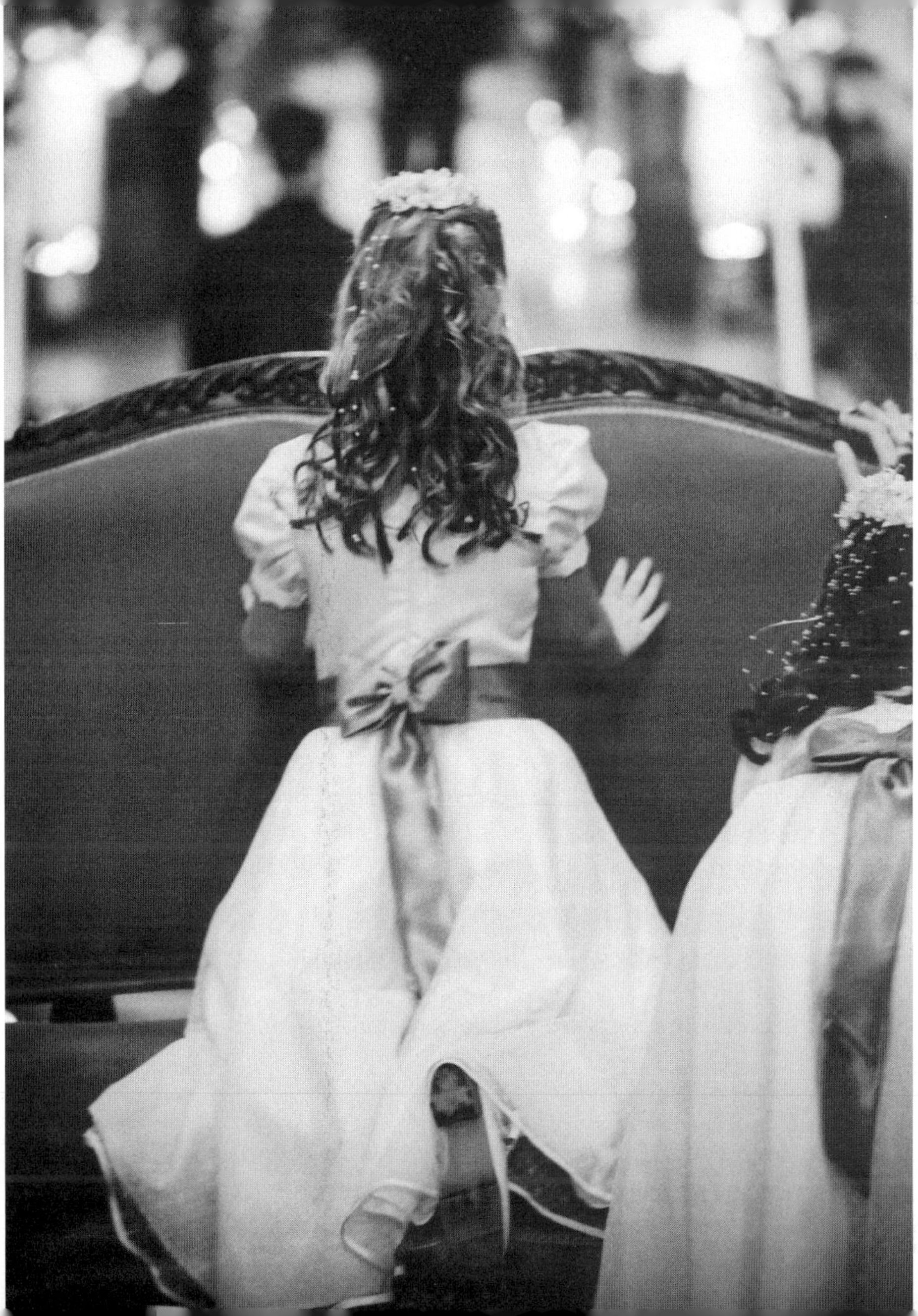

Renata Xavier

381. Os trajes dos meninos normalmente seguem o mesmo modelo dos padrinhos, pais e do noivo. Se eles estiverem de meio-fraque, a criança pode usar a roupa. Há noivas que gostam de vestir os meninos com roupas de crianças, mas é importante que sejam roupas clássicas com cores sóbrias, como o cinza e o marinho. Por exemplo, a criança pode substituir o meio-fraque por calça e camisa social e sapatos.

382. As damas podem segurar pequenos buquês, cestinhas com pétalas e até mesmo bonequinhas de pano vestidas com roupinhas semelhantes as delas. Os meninos carregam as alianças. Na ausência de um menino, uma dama de honra carrega as alianças.

383. É importante fazer um ensaio com as crianças na semana do evento. Explicar como elas devem entrar e sair e, principalmente, onde elas vão ficar sentadas durante a cerimônia.

384. O cortejo pode ser feito de variadas formas, não existe regra. Pode-se organizar do menor para o maior, em escadinha. Sugerimos que a entrada do pajem com as alianças seja junto com a das outras crianças. Às vezes, o pajem entra somente na hora da bênção das alianças e a espera costuma deixar a criança extremamente ansiosa e agitada, o que pode causar imprevistos.

385. Importante: as alianças devem estar bem amarradas na almofadinha para que não aconteça nenhum imprevisto.

386. A almofadinha vem sendo substituída nos casamentos por um prato de prata. Se for uma

peça da família dos noivos melhor ainda. É chique e econômico, além de dar um toque personalizado à sua cerimônia.

387. Normalmente, as damas de honra usam vestidinhos rodados com faixas na cintura que não devem ser combinados com a decoração da festa. Pode ser um modelo liso, estampado, com manga ou até mesmo de alcinhas.

388. Quando as damas são maiores, tome cuidado para que os vestidos não pareçam com modelos infantis. Opte por vestidos retos.

389. Se você optar por damas de idades diferentes, mantenha a mesma cor nos vestidos, mas não tenha medo de mudar o modelo.

390. Escolher uma música especial para a entrada das damas de honra e dos pajens é sempre bacana. Achamos que a noiva deve optar por entrar depois das crianças, pois, além de desviarem a atenção dos convidados, elas acabam ficando na frente do vestido, escondendo detalhes importantes.

391. Uma bonita homenagem é convidar os avós para levar as alianças. Com certeza, será muito emocionante e marcante.

392. Madrinhas e mães dos noivos não devem usar vestidos de cores muito próximas ao branco,

como o bege e o marfim, e também devem evitar o preto. Não fica bacana. Branco é a cor da noiva e o preto é uma cor triste para um momento tão alegre e especial.

393. Quando somos convidadas para casamentos, sempre ficamos em dúvida de que roupa usar em cada estilo de casamento:

- Manhã – Sugerimos vestidos leves, coloridos e sem muito brilho. Modelos curtos, na altura do joelho e longuetes (na altura do calcanhar) estão liberados.
- Tarde – Se o casamento for começar e terminar ainda durante o dia, siga as dicas dadas para a cerimônia realizada pela manhã. Se o casamento for no final da tarde, o vestido pode ter algum brilho, já que provavelmente terminará à noite.
- Noite – Você pode usar brilhos, tecidos mais nobres e brilhantes. O comprimento do vestido deve seguir o estilo da cerimônia. Se for muito formal, o longo é o mais cotado.

394. Transparências e grandes decotes podem ser desconfortáveis e, em excesso, um grande pecado. Para amenizá-los, principalmente durante a cerimônia, é aconselhável o uso de bolero ou echarpe na tonalidade do vestido.

395. Antes de tudo e para evitar problemas, é bom saber que as mães dos noivos são as primeiras a escolher a cor dos seus vestidos. Só então as madrinhas podem escolher as suas respectivas cores. E vale ressaltar: é de bom-tom que ambas as mães usem comprimentos iguais!

396. Se o casamento for realizado de manhã e ao ar livre, as roupas podem ser na altura do joelho, leves, em tecidos como organza, gazar, seda, crepe ou musseline. Os vestidos com decotes

discretos também podem ser usados. Outra boa opção é o tailleur. Cores frescas, como o rosa ou o verde-água, ou um estampado discreto são bem-vindos. A bolsa não precisa ser do mesmo tecido que a roupa. Um modelo mais descontraído, como uma carteira de palha, pode ficar muito bem. Nos pés, use sapatos fechados, tipo chanel, ou mesmo sandália. Se for o caso, opte por meias transparentes, extrafinas. Altar com chapéu é chique. Por isso, vale a pena investir no acessório. Cuidado com os brilhos: quanto menos usar, melhor.

397. Caso a cerimônia seja realizada à tarde, as mães podem optar pelo comprimento longuete, por vestidos na altura dos joelhos e por tecidos leves. Trabalhos discretos com rendas, pedras opacas e bordados com fitas dão charme às roupas. Arranjos e enfeites são ótimas opções e chapéus de aba podem ser usados antes das 17 horas, mas caprichar no penteado já é suficiente.

398. O fim da tarde aceita outros comprimentos, mas o ideal é o até a canela. O longo e cores mais fortes são permitidos se o casamento for avançar pela noite. Os modelos para mães e madrinhas podem ser mais elaborados e aceitam tecidos como crepe, musseline, xantungue e tafetá. Rendas e bordados opacos também ficam muito bem. O sapato pode ser forrado do mesmo tecido do vestido.

399. À noite, os brilhos são permitidos, mas desde que sejam usados com moderação. As estampas exageradas precisam ser evitadas, pelo simples fato de que no altar as atenções devem estar voltadas para a noiva.

400. Nos casamentos tradicionais e à noite, as mães devem investir em cores e brilhos para alegrar o altar. Os longos e as estampas estão liberados. O tecido pode ser cetim, tafetá, seda pura, georgette,

rendas ou veludos. Se o casamento for no inverno, podem ser usados estolas e boleros. Escolha sapatos em couro liso, nas cores prateado ou dourado, forrados com o mesmo tecido do vestido ou em tecido nobre, como cetim com cristais. A bolsa deve ser pequena e, de preferência, no modelo carteira. Para a cabeça, use arranjos com flores artificiais em seda, penas ou plumas ou um penteado elaborado.

401. Quando o casamento for na praia, as mães dos noivos podem usar vestidos longuetes ou na altura do joelho com cores alegres. Brilhos, bordados e tecidos pesados ficam de fora.

402. Para cerimônias formais à noite, os convidados do sexo masculino devem usar ternos sempre na cor escura, de preferência na cor preta, mas o azul-marinho e o cinza-grafite também são aceitos.

403. Nos casamentos na praia, os participantes do cortejo (pais, padrinhos e pajens) e convidados estão liberados para usar roupas mais leves, como batas brancas ou roupas de linho, que possuem um melhor caimento para esse perfil de evento.

404. Nos casamentos na serra, durante o dia, estão liberados ternos beges ou cinzas-claro, mas, se a recepção entrar noite adentro, é aconselhável usar ternos escuros, preto, marinho ou grafite.

405. Escolha o número de padrinhos de acordo com o tamanho da igreja. Capelas pedem um número menor de padrinhos, já em igrejas maiores, o número pode aumentar.

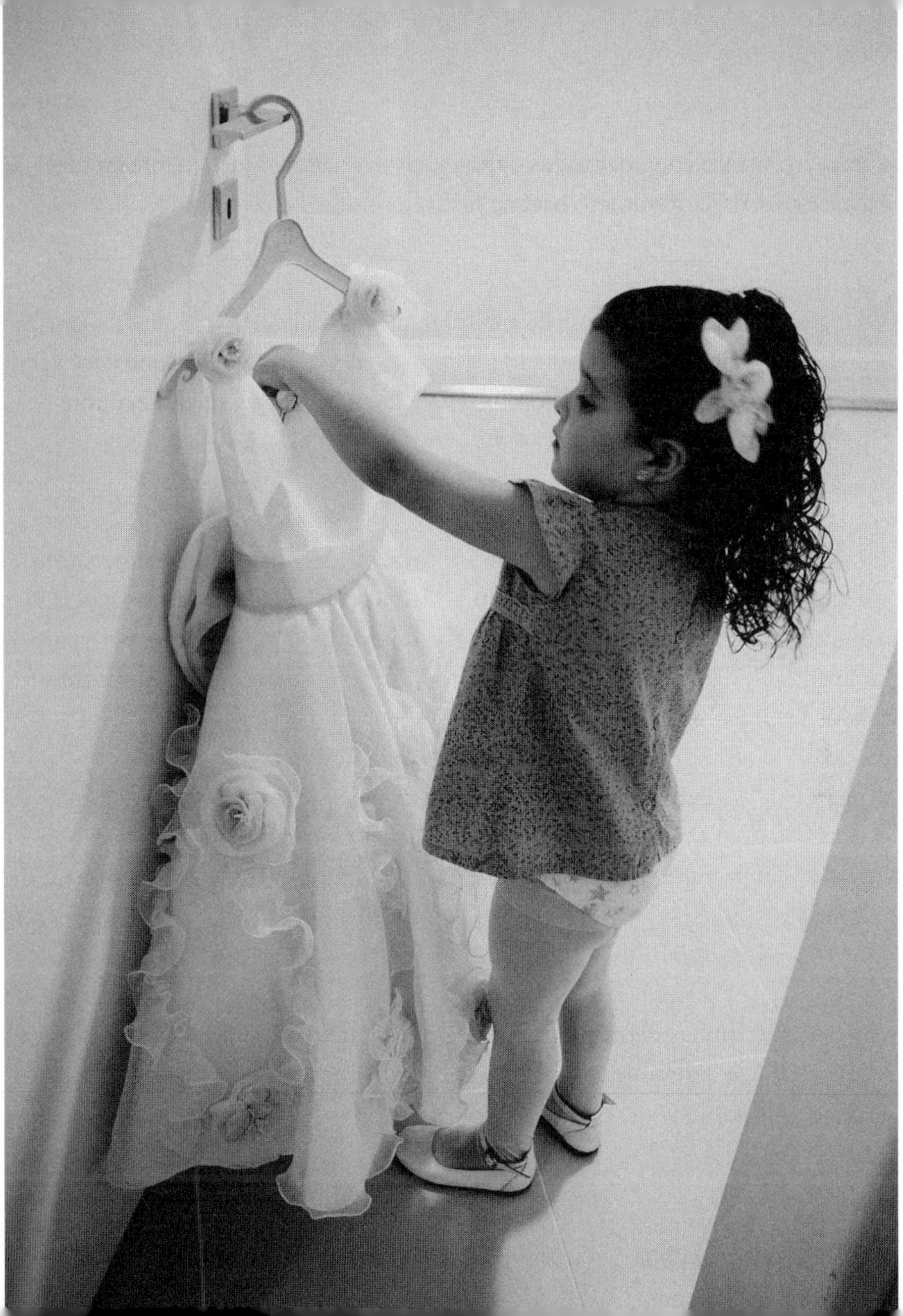

Renata Xavier

406. Parece irresistível convidar todos os amigos? Mas a idéia é justamente escolher os casais de padrinhos mais especiais. Um número bacana são quatro casais de cada lado.

407. Como escolher os padrinhos? Escolha alguém que participe da sua vida, que seja especial tanto para você quanto para o seu noivo. Jamais convide alguém por achar que você vai ganhar um superpresente. Não é de bom-tom convidar o seu chefe. A não ser que ele seja uma pessoa muito amiga da família ou que freqüente a sua casa há anos.

408. Outra situação complicada é separar um casal quando você quer chamar somente um dos dois para ser padrinho ou madrinha. Neste caso, a melhor coisa é conversar com a pessoa, perguntar se ela não vai ficar chateada e explicar a importância que você dá a ela. Hoje, é perfeitamente aceitável convidar apenas uma pessoa do casal para ser padrinho ou madrinha. O importante é que você esteja cercada de pessoas especiais no altar.

409. E aquele amigo que se convida para padrinho? Como sair dessa situação? Sendo franca ou usando uma desculpa autêntica. Diga que ele é muito importante para você, mas que já escolheu todos os padrinhos.

410. Atenção, madrinhas: sempre comuniquem a cor do vestido para a noiva com, pelo menos, um mês de antecedência. E lembrem-se de que a mãe da noiva tem a prioridade na escolha da cor, seguida da mãe do noivo.

411. As bolsas mais usadas são modelos carteira. Uma regrinha: quanto mais tarde e mais sofisticado o evento, menor deve ser a bolsa.

412. No altar não cabem decotes exagerados. Se você exagerou no decote, use uma pashimina, echarpe ou estola.

413. Os padrinhos devem chegar cedo na igreja, isso é muito importante. No mínimo, 30 minutos antes do horário marcado no convite.

414. Se um padrinho (ou madrinha) atrasar, é comum substituí-lo por outro convidado. O que não pode é o casamento atrasar por causa dos padrinhos.

415. Anote:

- Festas black-tie – convidados de smoking e convidadas de longo.
- Festas à noite – convidados de terno e gravata e convidadas de longo, longuete e salto alto. Brilhos e maquiagens mais elaboradas são permitidos.
- Festas de dia – evitem brilho e prefiram vestidos mais curtos, na altura do joelho, por exemplo ou longuetes.
- Festas na praia – evitem o salto alto, bico fino e brilhos. Sandálias e vestidos mais fluidos são o ideal. Para os homens, ternos claros, ou apenas camisas. Aqui pode se dispensar a gravata, mas evitem calças curtas e camisetas. Bermudas, nem pensar, afinal, é um casamento.

416. Crianças ficam em casa ou vão ao casamento? Se você não quiser convidar os pequenos, no convite deverá estar escrito Sr. e Sra Claudio Albuquerque, sem incluir família.

417. Em casamentos de dia, é comum os pais levarem as crianças, mas, se o casamento for à noite, chega a ser cansativo para os pequenos e, provavelmente, os pais não conseguirão aproveitar muito a festa.

418. Caso você decida convidar os pequenos, pense que eles precisam ter alguma distração durante a festa para que não fiquem correndo entre os garçons e as mesas. Uma idéia bacana é contratar, se possível, um recreador infantil e criar um cantinho no local da recepção para eles ficarem.

Suas anotações

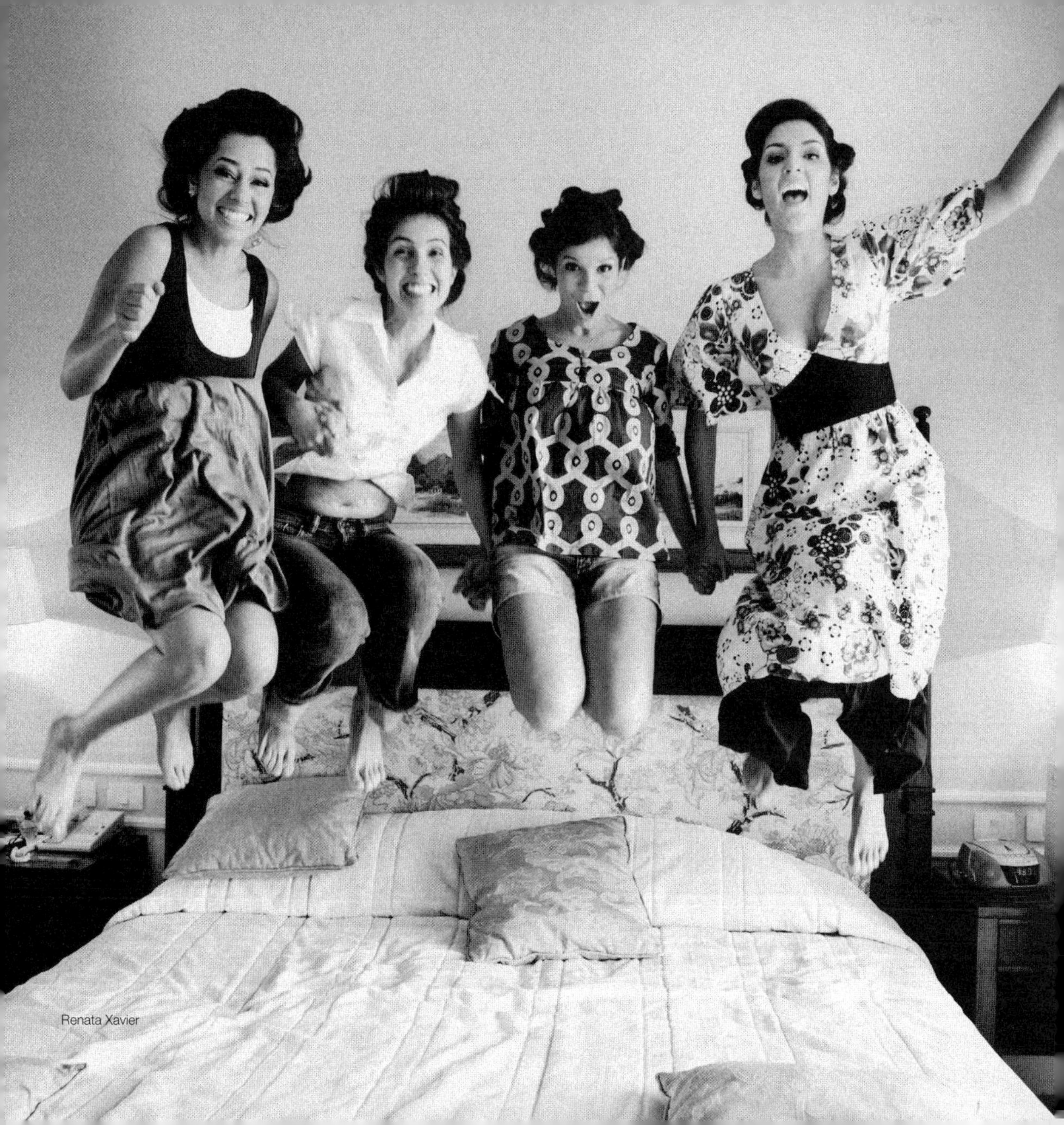

Renata Xavier

8

Chás, enxoval e lista de presentes

Chegou a parte boa: presentinhos! Mas não pense que é só escolher os produtos e pronto. Você terá que fazer as listas, atualizá-las e conferir o recebimento dos presentes. Tem também o chá-de-panela, o de lingerie... E o enxoval, já está pronto? Há muitas tarefas para serem cumpridas nesta etapa da organização, mas a boa notícia é que você terá muita diversão e muitos encontros com as amigas e madrinhas.

Após voltar de uma viagem à Itália em 2006, Luciana Zappulla, até então fisioterapeuta, sentiu que precisava mudar algo em sua vida. Acostumada a cuidar de seus pacientes, ela percebeu que estava na hora de pensar mais em si e em sua auto-estima. Unindo sua vontade de inovar à experiência com comércio de sua prima e sócia Ana Lúcia Chaia, surgiu em 2006, na Rua Dias Ferreira, no Leblon, a Tutti e Due, loja especializada em lingeries, repleta de produtos diferenciados e com muito estilo. Tutti e Due, que quer dizer para todas em italiano, traduz exatamente a proposta do espaço: empenho em atender os mais variados gostos, tipos e perfis femininos.

Aconchegante e intimista, a loja, que se mudou para a Gávea, oferece o verdadeiro clima de sinta-se em casa. Lá, são comercializadas lingeries de pequenos ateliês mineiros e sulistas, como Companhia da Pele, Nuit Bleu e Original. Há também a linha de lingeries modernas e confortáveis da Forum.

Além de peças extremamente charmosas e sofisticadas, nos fundos da loja, uma pequena e discreta sex shop complementa o mix com fantasias divertidas e um armário de brinquedinhos eróticos. A Tutti e Due realiza ainda chás-de-lingeries, com direito a prosseco, petits fours e muitas opções de presentes para as noivas! O espaço é para um seleto grupo de amigas e a loja fica fechada a visitação nessas ocasiões, exclusivamente, para a noiva receber suas convidadas e fazer a festa. É um momento mágico, uma ótima oportunidade para se descobrirem!

419. Faça as listas de presentes com dois meses de antecedência e, faltando 15 dias para a data, vá às lojas para atualizar a lista.

420. É deselegante anexar um cartão informando onde está a lista de presentes. Normalmente, o convidado pergunta onde está a lista no momento em que recebe o convite. O cerimonial também pode informar quais são as lojas quando fizer o RSVP. Para os amigos íntimos e familiares, você pode dizer onde está a lista de forma bem natural. A notícia vai se espalhando através do boca-a-boca. Mas se você já tem a casa montada e não sabe o que fazer com os presentes peça doações a instituições de caridade. Sem dúvida, você fará um grande acerto!

421. Muitos casais já moram juntos e estão com a casa toda montada. Uma idéia é substituir a lista de presentes por cotas de lua-de-mel. Em vez de comprar um presente numa loja, o convidado compra uma cota da viagem numa agência especializada. Além das passagens e da hospedagem, os noivos podem ganhar passeios, ingressos para peças de teatro, entradas de museus, etc. O bacana é que as cotas podem ter vários valores, dando chance para que todos os convidados possam ajudar. Os noivos só ganham com essa idéia, pois conseguem realizar o sonho de fazer aquela tão sonhada viagem de lua-de-mel.

422. Não coloque a lista de presentes em muitas lojas. O ideal é colocar em três pontos-de-vendas de perfis diferentes. Assim, será mais fácil trocar os presentes depois. E lembre-se, antes de escolher as lojas, de verificar o prazo para as trocas dos presentes, afinal, você não deve se preocupar com isso durante a lua-de-mel.

423. Na hora de escolher os presentes, escolha itens dos mais variados preços, para dar opções para os seus convidados.

424. Selecionamos alguns itens para ajudar você a montar a sua lista de presentes:

- Abridor de vinho
- Aparelho de jantar
- Aparelho e garfos para fondue
- Argolas de guardanapo
- Baixela em prata
- Baixelas de aço inox
- Balde para garrafa
- Balde para gelo
- Bandejas
- Boleira
- Bomboneiras
- Bowls
- Castiçais
- Chaleira
- Champanheira
- Cinzeiro
- Conjunto de bar
- Cooler para garrafas
- Copos (coquetel, long drink, uísque, cerveja, conhaque, vodca, aperitivo)
- Copos para uso diário
- Copos para vinhos
- Coqueteleira
- Decanter
- Descanso para travessas
- Espagueteira
- Facas para cozinha
- Faqueiro em prata
- Faqueiro para uso diário
- Fruteira
- Galheteiro
- Garrafa térmica
- Jarra em prata ou cristal
- Jarra para uso diário
- Jogo americano
- Jogo de chá e café
- Jogo de espátulas para patés
- Jogo de espetinhos para aperitivo
- Jogo de panelas
- Jogo de utensílios
- Marcadores de lugar
- Meleira
- Molheira
- Panela wok

- Petisqueira
- Porta-adoçantes
- Porta-copos
- Porta-garrafa para vinho
- Porta-guardanapos
- Porta-mantimentos
- Porta-pirex
- Porta-talheres
- Potes diversos
- Pratos para bolo e pudim
- Pratos para frios
- Queijeira
- Raclete
- Rechauds
- Recolhedor de cinzas
- Revisteiro
- Saladeiras
- Secador de salada
- Sousplats
- Tábuas para queijo
- Taças de sobremesa
- Travessas refratárias
- Vasos
- Xícaras de consomê

425. O primciro passo para escolher o enxoval é saber as medidas das camas e das mesas, depois, decidir qual quantidade deve ser comprada.

426. Para começar a vida a dois, sugerimos que o casal tenha, no mínimo, três jogos de lençol, três jogos de toalha, um cobertor ou um edredom, dependendo da preferência dos dois, e travesseiros e fronhas avulsos, caso eles durmam com mais de um travesseiro. Hoje em dia, vende-se o recheio do edredom, que pode ser de plumas ou de fibras, e as capas vêm separadas. Assim, só a capa é lavada e o edredom dura muito mais. O ideal é que o casal compre um edredom e duas capas.

427. Para as roupas de cama, o algodão sempre é a melhor opção, já que é mais fresco e mais fácil de lavar.

428. A vida útil de um travesseiro, em média, é de cinco anos, por isso, é recomendável trocá-lo.

429. Quanto mais fios houver em uma roupa de cama de algodão, maior o seu conforto e durabilidade. Quando o tecido tem acima de 180 fios por polegada, passa a ser chamado de percal. O percal pode ser de puro algodão ou misto, quando há algodão e outro material, como poliéster. A partir de 250 fios, os lençóis são de fio egípcio, que é mais longo, mais macio e mais resistente e, como possuem melhor qualidade, são mais caros.

430. Quatro toalhas de mesa são a quantidade ideal para começar uma vida a dois: duas para uso diário, mais simples, em algodão ou poliéster, e as outras duas mais sofisticadas, para as ocasiões especiais, em tecidos nobres, como o linho, podendo ser bordadas ou com acabamentos, por exemplo, em renda, em ponto ajour e festonê.

431. Os jogos americanos também são mais indicados para o dia-a-dia. Oito peças são suficientes e o estilo varia com o gosto de cada um. Quanto ao custo, os de polipropileno são mais baratos e os de linho e bordados, mais caros. Na hora de comprar, use a mesma idéia das toalhas, metade mais simples, para o dia-a-dia, e a outra metade para uma ocasião especial.

432. Não podemos esquecer dos guardanapos, que devem ser de algodão, pois os de tecido misto têm um toque ruim em contato com a boca. Além de mais bonito, o guardanapo de algodão não degrada o meio ambiente!

433. Quer uma mãozinha para saber o que é necessário para começar uma vida a dois, além do amor, é claro? Confira a lista de enxoval que sugerimos:

Cama e banho

- 4 jogos de cama completos
- 2 lençóis avulsos de algodão e com elástico
- 2 colchas avulsas
- 6 fronhas avulsas
- 4 capas para almofadas
- 4 enchimentos para almofadas
- 1 saia para colchão de cama box
- 4 travesseiros
- 1 protetor de colchão impermeável ou 1 anti-ácaro
- 1 cobertor
- 1 edredom de pluma ou sintético
- 4 jogos de banho com 5 peças cada um
- 2 toalhas de banho avulsas
- 2 toalhas de rosto avulsas
- 2 tapetes de banheiro
- 2 toalhas de lavabo
- 2 toalhas de linho para lavabo
- 2 roupões de banho

Mesa e cozinha

- 6 jogos americanos
- 2 toalhas para bandeja
- 8 panos de copa
- 10 panos de prato

- 2 toalhas de linho para mesa de jantar com guardanapos
- 2 toalhas de mesa para uso diário
- 12 guardanapos avulsos
- 2 cobre-pães

Para os hóspedes

- 2 travesseiros
- 1 edredom
- 1 cobertor
- 2 jogos de cama completos
- 2 jogos de banho completos

434. Faltando um mês para o casamento, as amigas da noiva, principalmente as madrinhas, organizam um chá-de-panela. Uma amiga ou madrinha oferece a casa e divide as tarefas com as outras convidadas. É muito bacana compartilhar esse momento com as amigas. Para a noiva, é um momento de descontração e uma ótima oportunidade para completar os utensílios da casa nova. E para as amigas, é uma grande diversão.

435. Hoje existem diversas maneiras de comemorar esse momento:

- O tradicional chá-de-panela, que reúne o clube da luluzinha, com brincadeiras e guloseimas.
- O chá-de-lingerie, quando, em vez de ganhar produtos diversos para a casa, a noiva ganha lindas lingeries.
- O chá-bar, que pode ser somente para homens ou misto, com toda a família ou só com os amigos do casal. Também pode ser temático, como uma festa junina ou um luau.

Klacius Ank

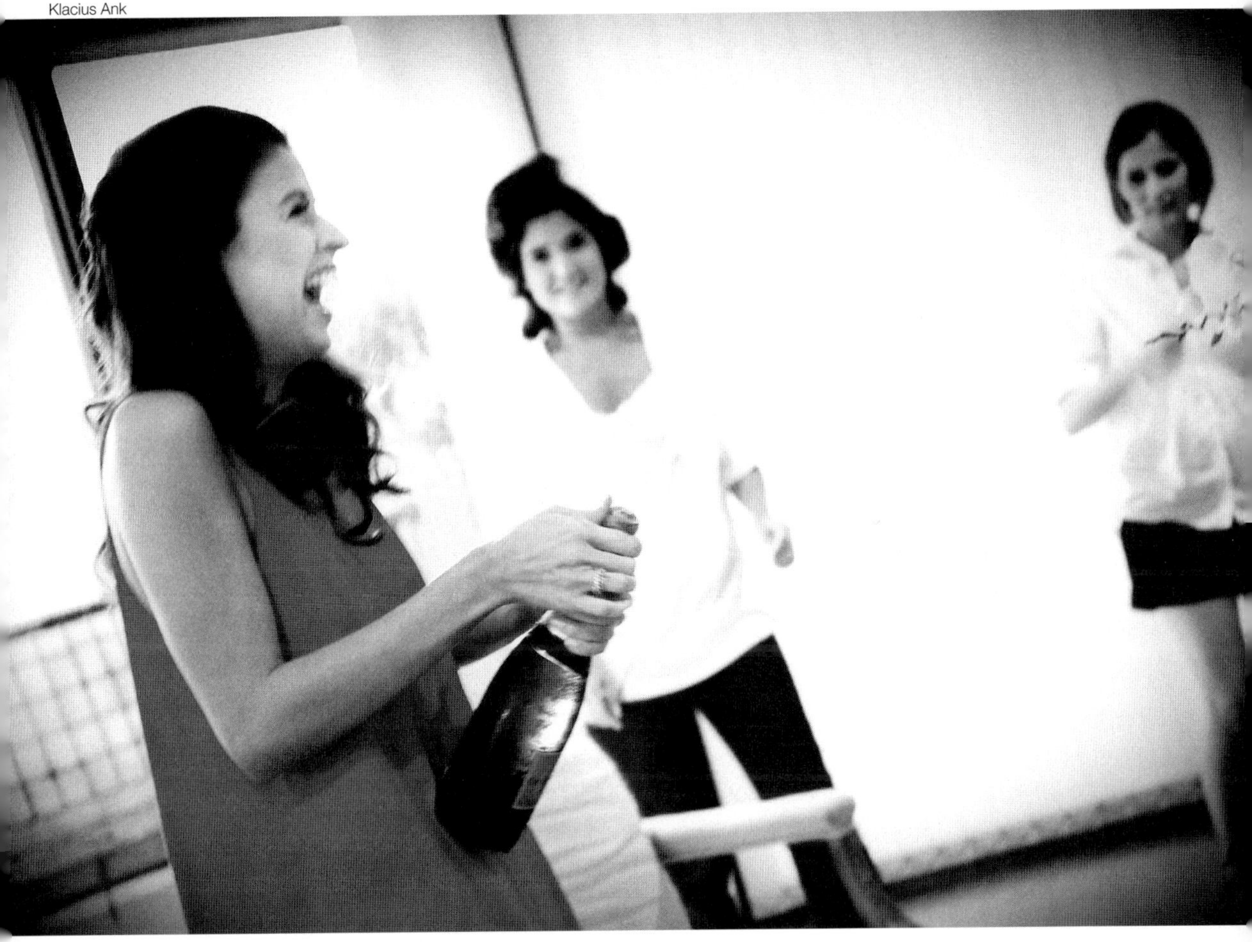

436. Hoje em dia, a noiva conta com muitas facilidades. Algumas são listas em lojas de presentes e de lingerie e até em sites. Muito prático! Entre os principais presentes estão livro de receitas, utensílios para cozinha, produtos para área de serviço e para os banheiros.

437. Cada casal tem um estilo. Uns curtem brincadeiras, outros não. O mais importante é comemorar e reunir os amigos um pouco antes do casamento. Uma brincadeira muito bacana é gravar um DVD com o noivo respondendo um questionário e, no dia do chá-de-panela, colocar a noiva para responder as mesmas perguntas. Se ela errar, paga a prenda. No final, rola uma linda declaração de amor do noivo para a noiva. Sempre é uma surpresa bacana para a noiva.

438. No chá-de-panela de uma amiga, fizemos uma brincadeira superbacana. Cada amiga que chegava cortava um pedaço de barbante, do tamanho que quisesse. Na hora da brincadeira, a amiga tinha que enrolar o barbante no dedo e falar o que estava sentindo em relação ao casamento da amiga. Foi o máximo! Muito emocionante!

439. Anote algumas prendas: maquiar e fantasiar a noiva, fazer ela pagar mico, como dançar músicas bregas, e dar bebida para ela, mas cuidado para não exagerar na dose, afinal, não é nada agradável ver alguém passar mal, ainda mais se esse alguém for você.

440. Onde morar? Vocês devem decidir juntos se poderão comprar ou alugar um imóvel. Comecem a ver com calma e, se tiver que fazer obra, tentem fazer antes do casamento, porque ninguém merece chegar da lua-de-mel e ter que dormir na casa da mãe ou da sogra, não é?

Suas anotações

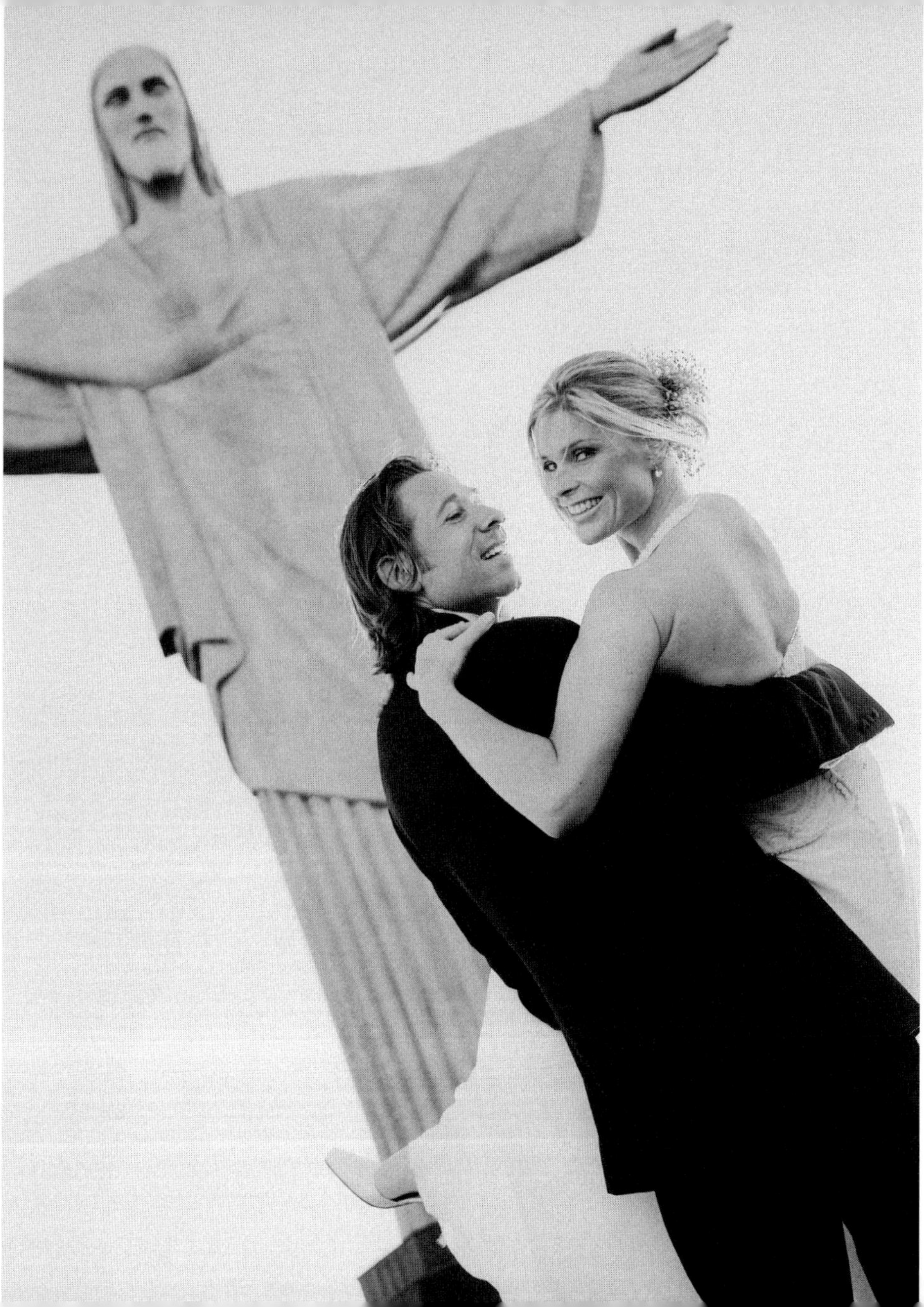
Renata Xavier

9 Santas listas

A organização do casamento é uma fase mágica. A noiva participa dos mínimos detalhes e curte todas as escolhas para a realização do dia mais importante da sua vida. Mas a burocracia também faz parte dessa realidade e não há como fugir dela. Confira nas páginas seguintes toda a documentação necessária. Uma dica: não deixe nada para a última hora, senão você correrá o risco de não casar na data desejada.

Não importa se o destino é nacional ou internacional, a Spalla Turismo cuida de tudo para você. E o melhor: sob os cuidados dela, a viagem fica com a sua cara. Nada de pacotes fechados, se alguém pode montar um roteiro feito especialmente para você!

Com o foco na personalização, a Spalla Turismo realiza a lua-de-mel dos seus sonhos. A empresa oferece tudo o que você precisa: bilhetes aéreos com preços e formas de pagamento atraentes, hospedagens em hotéis seguros e confortáveis, orientação de itinerários e de passeios e até dicas de boas compras. Tudo isso para você não ter nenhuma preocupação sequer! Profissionais competentes e com anos de experiência cuidam minuciosamente de cada detalhe, incluindo a documentação necessária.

A agência de viagens tem uma infra-estrutura completa para atender as diferentes demandas de lazer de seus clientes, com roteiros perfeitos para os sonhos e para o bolso de cada um. A Spalla Turismo cuida também de traslados e da contratação de guias bilíngües.

Outro diferencial da empresa é o serviço de cotas de lua-de-mel. Em vez de fazer uma lista repleta de utensílios para o lar, panela e roupas de cama, os noivos podem sugerir para seus convidados uma diferente, com cotas de uma viagem para um lugar paradisíaco. A Lista de Casamento Spalla também pode incrementar, e muito, a sua viagem. Os convidados têm a opção de presentear o casal com um jantar romântico num restaurante badalado, um passeio turístico no destino escolhido, ou ainda com entradas de museus ou ingressos de peças teatrais. Conte com a Spalla Turismo para marcar o início da sua vida a dois com momentos memoráveis.

441. Documentos necessários para o casamento civil:

Noivos brasileiros, solteiros e com mais de 18 anos

- Certidão de nascimento
- Carteira de identidade
- CPF
- Comprovantes de residência atualizados
- Carteira de identidade de duas testemunhas maiores de 18 anos
- Qualificação (endereço, estado civil, profissão, naturalidade e idade) por escrito dos noivos, dos pais dos noivos (quando vivos) e das testemunhas

Noivos divorciados

- Certidão de casamento com averbação de divórcio
- Formal de partilha dos bens do casamento anterior (caso de não tenha havido bens, juntar petição inicial do divórcio, mais sentença homologada pelo juiz)
- Carteira de identidade
- CPF
- Comprovantes de residência atualizados
- Carteira de identidade de duas testemunhas maiores de 18 anos
- Qualificação (endereço, estado civil, profissão, naturalidade e idade) por escrito dos noivos, dos pais dos noivos (quando vivos) e das testemunhas

Observação: se os noivos não puderem comprovar a partilha dos bens ocorrida no matrimônio anterior ou a sua inexistência, estarão obrigados a contrair o novo matrimônio sob o regime da separação legal de bens, conforme art. 1641, I c/c art. 1523, III.

Noivos viúvos

- Certidão de casamento do noivo(a) viúvo(a)
- Certidão de óbito do cônjuge falecido
- Inventário dos bens
- Carteira de identidade
- CPF
- Comprovantes de residência atualizados
- Carteira de identidade de duas testemunhas maiores de 18 anos
- Qualificação (endereço, estado civil, profissão, naturalidade e idade) por escrito dos noivos, dos pais dos noivos (quando vivos) e das testemunhas

Observação: enquanto não for realizado o inventário e feita a partilha dos bens aos herdeiros, os noivos estarão obrigados a contrair o novo matrimônio sob regime da separação legal de bens, conforme art. 1641, I c/c art. 1523, I e III.

Noivos com 16 ou 17 anos de idade

- Certidão de nascimento dos noivos
- Carteira de identidade
- CPF
- Comprovantes de residência atualizados
- Carteira de identidade e CPF dos pais dos noivos
- Carteira de identidade de duas testemunhas maiores de 18 anos
- Qualificação (endereço, estado civil, profissão, naturalidade e idade) por escrito dos noivos, dos pais dos noivos (quando vivos) e das testemunhas

Observação: os pais deverão assinar o consentimento no memorial e reconhecer as firmas. É vedado o casamento de menores de 16 anos, salvo por via judicial na condição de gravidez, devidamente comprovada.

Importante

- Toda a documentação deverá ser apresentada com cópias autenticadas
- Caso o noivo(a) não tenha comprovante de residência em seu nome ou em nome de seus pais, deverá apresentar a declaração e a qualificação do proprietário com firma reconhecida e cópia autenticada do documento de identidade do proprietário. O comprovante de residência deve ser do mês corrente ou do mês anterior
- É permitido o casamento por procuração feita em cartório. A procuração tem validade de 90 dias
- Os noivos podem optar pela mudança de nome

Caso específico para estrangeiros

- Noivos solteiros
    - Certidão de nascimento
    - Passaporte com foto e com data de validade do visto
    - Ficha consular de declaração de estado civil
- Noivos divorciados
    - Certidão de casamento com a sentença do divórcio expedida pelo Tribunal Estrangeiro
    - Comprovação da partilha dos bens do matrimônio anterior
    - Passaporte com foto e com data de validade do visto
    - Ficha consular de declaração de estado civil
    - Em alguns casos, será necessária a apresentação, também, da certidão de nascimento
- Noivos viúvos
    - Certidão de casamento
    - Certidão de óbito do cônjuge falecido
    - Passaporte com foto e com data de validade do visto
    - Ficha consular de declaração de estado civil
    - Em alguns casos, será necessária a apresentação, também, da certidão de nascimento

Importante

- Todos os documentos estrangeiros devem ser traduzidos por tradutor público juramentado e registrados em Cartório de Registro de Títulos e Documentos.
- Os documentos de Portugal também precisam ser registrados em Cartório de Títulos e Documentos e se o(a) noivo(a) estrangeiro(a) não falar o idioma português, será necessário a presença de tradutor público juramentado no dia da cerimônia de casamento.
- Se o(a) noivo(a) estrangeiro(a) possuir carteira de identidade brasileira ou Registro Nacional de Estrangeiros (RNE), será dispensada a apresentação do passaporte, mediante apresentação do referido documento.
- Se o(a) noivo(a) estrangeiro(a) residir no Brasil, deverá apresentar cópia autenticada do comprovante de residência.

Prazos

- No ato da apresentação da documentação necessária, será emitido o memorial para casamento, onde constará as assinaturas dos noivos e das testemunhas, que deverão ser reconhecidas em qualquer Cartório de Notas.
- As firmas podem ser abertas e reconhecidas no próprio cartório. Basta o comparecimento das partes, portando documento de identidade e CPF (originais).
- O prazo para o processo de habilitação ser homologado é de 50 dias corridos. Depois de habilitados, os noivos deverão casar no prazo de 90 dias (em caso da perda do prazo, será necessária a solicitação de revalidação, o que implicará em mais 50 dias de espera).

442. Casamento religioso: depois de habilitados, os noivos receberão a certidão de habilitação para levar à igreja. Após a celebração, dentro de 90 dias, os noivos deverão levar ao cartório o termo de casamento religioso, emitido pela igreja, e a petição de inscrição, entregue pelo cartório junto com a certidão de habilitação, para fazer a inscrição e produzir efeito civil.

443. Se você for casar em casa de festa, hotel ou na própria residência é necessário, depois de habilitado, que os noivos solicitem autorização ao Juiz de Direito para a realização da cerimônia fora da Serventia. O agendamento da data é feito diretamente com o Juiz de Paz do Cartório, com antecedência mínima de vinte dias, com a possibilidade de não haver data disponível.

444. A noiva precisa tirar um novo passaporte se quiser viajar com o nome de casada.

445. Se a viagem de lua-de-mel for para um lugar que exija visto, não perca tempo: renove com mais ou menos seis meses de antecedência. Assim sua viagem estará garantida!

446. Se você mudar de nome com o casamento, providencie cartões de crédito novos.

447. Com o calendário das flores, você sabe quais as flores mais usadas em arranjos e decorações e quais coincidem com a data do seu casamento:

- Janeiro – angélica, boca-de-leão, margarida, azaléia, antúrio, áster, cáspia, cravina, amor-perfeito, clarquia, laços-espanhóis, lobélia, magnólia, mimosa, papoula, petúnia, sempre-viva e verbena.
- Fevereiro – amor-perfeito, angélica, boca-de-leão, áster, cáspia, gladíolo, clarquia, laços-espanhóis, magnólia, mimosa, papoula, petúnia, sempre-viva e cravina.
- Março – angélica, cravina, gipsófila, margarida, áster, cáspia, clarquia, laços-espanhóis, papoula e petúnia.
- Abril – angélica, camélia, gipsófila, margarida, gladíolo, strelitzia, clarquia, laços-espanhóis, papoula e petúnia.

- Maio – amor-perfeito, angélica, azaléia, camélia, clarquia, crisântemo, gipsófila, laços-espanhóis, margarida, papoula, petúnia, primavera, áster, cravina, cravo, cynbidium, gladíolo, strelitzia, tango e tulipa.
- Junho – azaléia, camélia, gipsófila, margarida, amor-perfeito, crisântemo, petúnia, primavera, angélica, cynbidium, strelitzia e tulipa.
- Julho – crisântemo, gipsófila, margarida, angélica, cynbidium, goivo, tulipa, amor-perfeito, petúnia e primavera.
- Agosto – begônia, crisântemo, margarida, verbena, copo-de-leite, girassol, goivo, íris, oncidium, tulipa, amor-perfeito, anêmona, gipsófila, primavera e sempre-viva.
- Setembro – amor-perfeito, begônia, boca-de-leão, gardênia, gipsófila, margaridinha, primavera, copo-de-leite, estátice, frésia, girassol, goivo, íris, oncidium, tulipa, açucena, anêmona, campainha, miosótis, sempre-viva e verbena.
- Outubro – açucena, begônia, gardênia, lobélia, margaridinha, miosótis, primavera, sempre-viva, agapanto, áster, copo-de-leite, estatice, frésia, gladíolo, girassol, lírio branco, tango, tulipa, amor-perfeito, anêmona, boca-de-leão, campainha e verbena.
- Novembro – amor-perfeito, gardênia, hortênsia, lírio, margaridinha, verbena, agapanto, anêmona, boca-de-leão, campainha, lobélia, miosótis, petúnia, sempre-viva, antúrio, áster, cáspia, copo-de-leite, crisântemo, gérbera, gipsófila, girassol e tango.
- Dezembro – amor-perfeito, angélica, azaléia, boca-de-leão, cravina, gardênia, laços-espanhóis, lírio, lobélia, margaridinha, miosótis, papoula, petúnia, sempre-viva, verbena, antúrio, áster, cáspia, crisântemo, gérbera, gipsófila, girassol e tango.
- O ano todo – capuchinha, dália, flor-do-campo, monsenhor, orquídea, palma, rosa, açafates, flores tropicais, piretro, lisiantos.

448. Calendário das bodas:

1º ano	Papel
2º ano	Algodão
3º ano	Couro
4º ano	Flores e frutas
5º ano	Madeira
6º ano	Açúcar
7º ano	Cobre
8º ano	Bronze
9º ano	Ágata
10º ano	Estanho
11º ano	Aço
12º ano	Seda
13º ano	Renda
14º ano	Marfim
15º ano	Cristal
20º ano	Porcelana
25º ano	Prata
30º ano	Pérola
35º ano	Coral
40º ano	Rubi
45º ano	Safira
50º ano	Ouro
55º ano	Esmeralda
60º ano	Jade
65º ano	Ferro
70º ano	Vinho
75º ano	Diamante

449. Quer organizar o seu casamento de forma tranqüila, sem correria e sem estresse? Só depende de você! O planejamento da noiva é fundamental para que todos os detalhes sejam resolvidos na hora certa. E com o objetivo de ajudar você nessa tarefa, preparamos um cronograma especial. Mas lembre-se de que para conseguir bons prazos de pagamento, é necessário contratar os serviços com o máximo de antecedência possível.

Um ano antes

- ☐ Escolha a data do casamento
- ☐ Defina o seu orçamento
- ☐ Decida as características da cerimônia. Observação: o horário define o estilo
- ☐ Defina a quantidade de convidados
- ☐ Escolha o local da cerimônia e festa
- ☐ Se for contratar o serviço de um cerimonial, esta é a hora de escolher o profissional
- ☐ Decida onde vocês vão morar e, se for necessário, comece a procurar um lugar
- ☐ Comece a preparar seu enxoval
- ☐ Escolha o seu fotógrafo e cinegrafista
- ☐ Contrate o bufê
- ☐ Comece a pesquisar a música da igreja e da festa

Dez meses antes

- ☐ Comece a preparar a lista de convidados
- ☐ Faça pesquisas de locais para a lua-de-mel
- ☐ Visite lojas e estilistas e procure modelos de vestido
- ☐ Neste período, é aconselhável que sejam feitos todos os exames de saúde
- ☐ Escolha o profissional que vai fazer a maquiagem e cabelo e reserve a data
- ☐ Contrate o DJ ou a banda e defina a música da sua cerimônia

Oito meses antes

- [ ] Contrate o decorador e a empresa responsável pela iluminação
- [ ] Pesquise preços de convites
- [ ] Comece a degustar os espumantes para o seu casamento e a pesquisar preço

Seis meses antes

- [ ] Convide os padrinhos e as damas de honra e os pajens
- [ ] Defina o seu estilista e o seu vestido
- [ ] Conclua a lista de convidados
- [ ] Defina o bufê e o cardápio
- [ ] Defina roteiro para a lua-de-mel
- [ ] Caso ainda não tenha providenciado as alianças, esta é a hora
- [ ] Escolha bolo, docinhos, chocolates e bem-casados
- [ ] Faça a reserva da noite de núpcias
- [ ] Verifique se a documentação para cartório já está correta e decida qual regime de bens será adotado: comunhão parcial, comunhão universal ou separação total de bens

Três meses antes

- [ ] Encomende os convites e contrate o calígrafo. Deverá ser entregue uma lista exclusivamente para o serviço de caligrafia. Observação: o prazo de entrega dos convites pelo calígrafo é de, geralmente, uma semana
- [ ] Comece a preparar a lista de presentes e a pesquisar lojas para deixá-las
- [ ] Compre as lembrancinhas e os brindes
- [ ] Faça a prova do vestido e do sapato
- [ ] Escolha e encomende os buquês (o da igreja e o de jogar)
- [ ] Providencie as roupas do noivo e dos padrinhos e encomende as flores da lapela
- [ ] Compre o presente do seu noivo. Essa dica vale para ele também

- [ ] Se houver convidados de outras cidades, ajude-os com opções de hospedagem
- [ ] Hora de ir ao cartório para dar início ao processo de habilitação do casamento civil
- [ ] Confira com a agência de viagens se será preciso tomar alguma vacina antes de viajar em lua-de-mel

Dois meses antes

- [ ] Comece a enviar os convites, dando preferência aos que moram mais longe, para que possam providenciar a hospedagem
- [ ] Escolha e reserve o local que vai passar o dia do casamento. Pode ser uma suíte de hotel, um salão de beleza ou sua casa
- [ ] Defina que carro levará a noiva para a cerimônia (se será alugado ou emprestado por alguém da família)
- [ ] Converse com os profissionais contratados e defina o roteiro da festa
- [ ] É elegante entregar os convites pessoalmente, o que nem sempre é possível. Mas quanto aos padrinhos e aos pais de pajens e damas de honra, é fundamental que os convites sejam entregues pessoalmente
- [ ] Combine os detalhes com os amigos para o chá-de-panela, chá-de-lingerie e chá-de-bar

Um mês antes

- [ ] Termine de entregar os convites
- [ ] Verifique o local da recepção e faça os acertos finais: pessoal de apoio para portaria, banheiro e estacionamento
- [ ] Agende a depilação, pedicure e manicure
- [ ] Ao receber os presentes, aproveite para escrever os cartões de agradecimento
- [ ] Lembre-se de comprar uma lingerie especial para o dia e uma para a lua-de-mel
- [ ] Faça o chá-de-panela, de lingerie e de bar e aproveite
- [ ] Comece a levar os pertences dos noivos para a nova moradia

- ☐ O cerimonial deve confirmar todos os profissionais e serviços envolvidos no casamento
- ☐ Faça a lista do que vai levar para a lua-de-mel
- ☐ Dê uma assessoria aos convidados de fora da sua cidade e confirme se eles precisam de ajuda

Quinze dias antes

- ☐ Faça a última prova de vestido
- ☐ Faça a prova de maquiagem e cabelo, juntamente com os acessórios (tiara, véu, coroa)
- ☐ Cheque a mudança de nome nos documentos
- ☐ Comece a arrumar as malas para a lua-de-mel
- ☐ Marque uma reunião com seu cerimonial para montar o cronograma do casamento e acerte os detalhes pendentes, verifique os nomes dos convidados que não responderam o convite (isso será útil para o bufê)
- ☐ Escolha uma pessoa de confiança que ficará responsável por devolver o vestido e o traje do noivo, se alugados, no dia seguinte à cerimônia
- ☐ Mande gravar os nomes nas alianças e dar polimento
- ☐ Dê algumas voltas com o sapato pela casa para amaciá-lo. É fundamental permanecer linda e elegante até o final da festa

Uma semana antes

- ☐ Momento do ensaio geral, com pais, noivos e damas de honra e pajens. Casamentos costumam ser mais ou menos iguais, mas não siga somente o cortejo tradicional. Vocês podem escolher o tipo de cortejo
- ☐ Marque um encontro com o DJ e passe para ele a lista de músicas que não podem faltar na sua festa
- ☐ Marque um jantar com pais e padrinhos, para depois do ensaio
- ☐ O noivo deve combinar com alguém que possa levá-lo à cerimônia
- ☐ *Checklist* com todos os profissionais

- ☐ Acerte todas as despesas do casamento até aqui
- ☐ Confirme as reservas da viagem (hotel e passagens)

Dois dias antes

- ☐ Faça depilação
- ☐ Faça as unhas das mãos e dos pés
- ☐ As malas da lua-de-mel devem estar prontas
- ☐ Agende o horário e o local com o fotógrafo para as fotos do making off

Um dia antes

- ☐ Neste dia, os noivos devem relaxar, ir ao salão de beleza ou centro estético e receber massagem
- ☐ Confirme a entrega do buquê e das flores da lapela para o dia do casamento
- ☐ Este é o prazo máximo para você buscar o vestido e os acessórios

O grande dia

- ☐ Pronto! Hoje é o grande dia. Curta cada momento e aproveite bastante porque passa muito rápido
- ☐ Confie nos profissionais que você contratou e relaxe, tudo vai dar certo
- ☐ Não se atrase
- ☐ Noivo, não esqueça as alianças
- ☐ Sorriam e tirem muitas fotos!

Na volta da lua-de-mel

- ☐ Lembre de enviar os cartões de agradecimento aos convidados pela presença e pelos presentes recebidos. Também ofereça a sua residência para eles
- ☐ Seja feliz!

Suas anotações

Renata Xavier

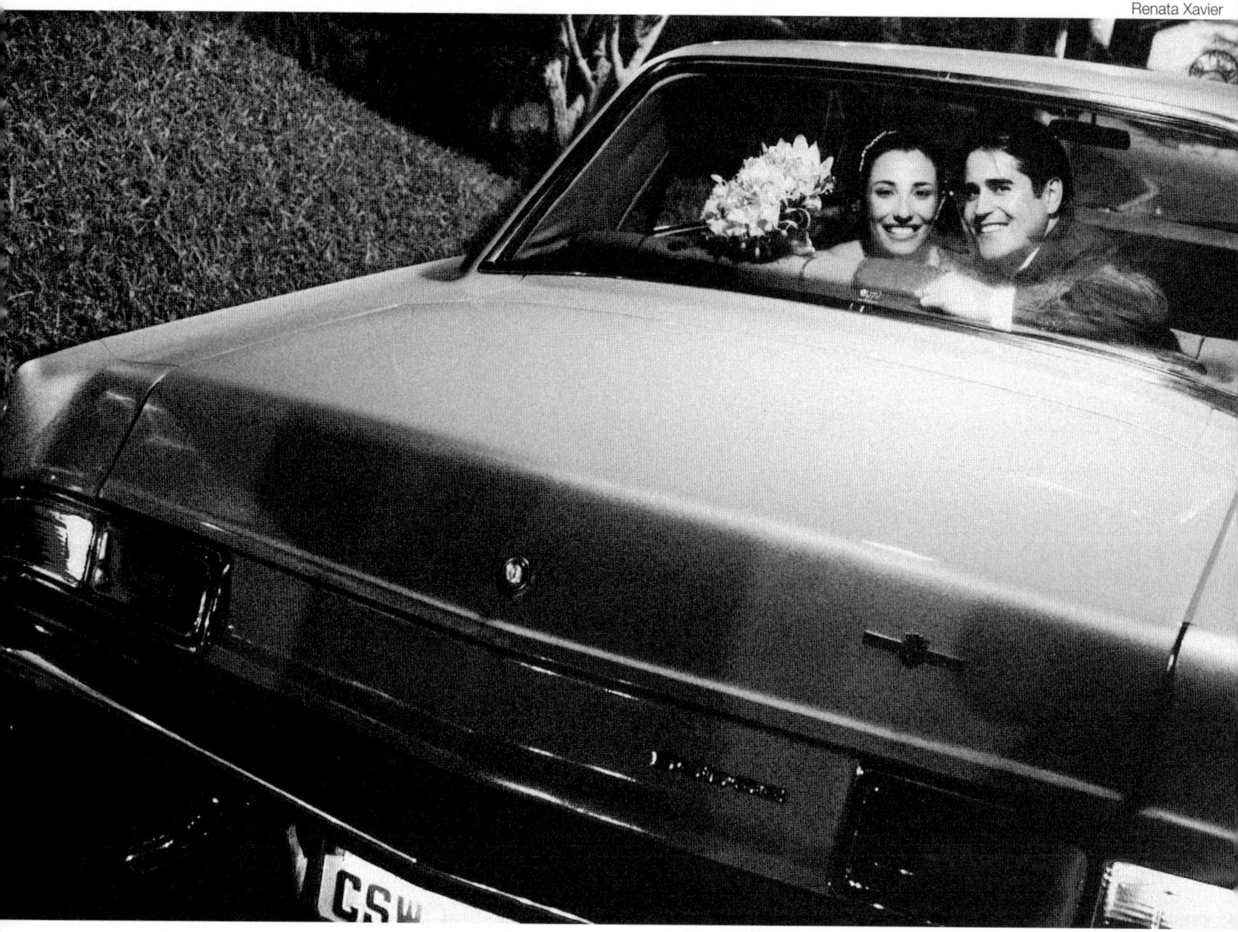

10 Recomendamos

Está chegando a hora e daqui a pouco você vai se casar. Aproveite estes últimos dias de solteira para curtir bastante a família e os amigos. Faça uma reunião com o seu cerimonialista para tomar as últimas providências e relaxe. Tudo vai dar certo, acredite! Muitas e muitas felicidades!

Louzier Lessa começou a fazer doces com a mãe, há 20 anos. Não demorou muito para o novo ofício virar uma grande paixão. Curiosa e criativa, a doceira fez pesquisas, testes, misturou ingredientes e criou doces inusitados, o que deu à marca Louzieh Doces projeção nacional e tornou Louzier uma das mais conhecidas especialistas da área. Sem fazer segredos, ela revela os ingredientes que tornam sucesso suas receitas: "paixão, amor e açúcar em dosagens certas".

A decoração única e original deixa os doces ainda mais exclusivos. Tudo é produzido artesanalmente. No total, incluindo os bem-casados e trufas, são mais de 60 tipos divididos em quatro linhas: Tradicionais, Brasileiros, Vips e Petit Verre (servidos em potinhos de vidro). Bairrismos à parte, os mais pedidos realmente são os brasileiros, com destaque para laranjinha recheada, romeu-e-julieta, toquinho de damasco com nozes e pétala de coco. Os pedidos dos clientes servem de inspiração para novos sabores, já que Louzier não tem medo de inovar e ousar. Prova disso são os lançamentos mais recentes, o figo recheado com champanhe e a cesta de marzipã com marshmallow. A cada ano, a Louzieh Doces lança novas misturas, verdadeiras delícias para serem apreciadas pelos olhos e pelo paladar.

Para a festa de casamento ganhar todos esses sabores especiais é preciso encomendar com pelo menos 15 dias de antecedência. A empresa, que produz 60 mil doces por mês, tem escritórios no Rio de Janeiro e em São Paulo e entrega seus produtos em todo o Brasil.

Este capítulo é um oferecimento de

450. Para que a noiva esteja linda no dia do casamento é muito importante dormir bem na noite anterior à cerimônia. Para isso, vale a pena tomar um chá de camomila, suco de maracujá, estar ao lado de pessoas que acalmem você e fazer uma refeição leve.

451. Não fique nervosa com a organização da festa, pois, no final das contas, tudo dará certo. O universo conspira a favor de todas as noivas. Alguns imprevistos podem acontecer, mas serão insignificantes se comparados com o sonho que você estará realizando.

452. Seja decidida. A dúvida é o que mais atrapalha. Pense no que você gosta e no que sempre sonhou e siga em frente. Caso contrário, a insegurança vem e você não conseguirá resolver as tarefas seguintes.

453. Coma bem no dia do casamento para não correr o risco de passar mal no meio da cerimônia. Mesmo que você não sinta fome, tome um suco ou vitamina antes de ir para a igreja e nada de tomar tranqüilizantes ou outros remédios sem consultar o seu médico.

454. Anote um segredinho para você não perder nenhum detalhe da festa: toda vez que beber um copo de bebida alcóolica, beba um de água!

455. Não economize. Escolha os melhores profissionais que você puder pagar e faça a festa com tudo que você tem direito, porque é um momento único. Por isso, ela tem que ser maravilhosa.

456. Se os seus convidados vierem de outros estados e ficarem hospedados em hotéis, fica muito simpático presenteá-los com algo característico da sua cidade. Deixe o mimo no quarto do hotel com um bonito cartão.

457. Não é legal beber e depois dirigir. É problema na certa, ainda mais hoje em dia! Se puder, contrate uma van ou microônibus ou até mesmo verifique com o seu cerimonial se, perto do local da festa, existe um ponto de táxi para os seus convidados.

458. Fica bacana montar um kit nos banheiros feminino e masculino. Nesse kit é legal ter produtos de higiene e alguns medicamentos para dor de cabeça. No banheiro feminino, não podem faltar um pacote de absorvente, uma lixa de unha, um kit de costura com botão, linha e agulha, uma cartela de analgésico, uma cartela de anti-histamínico e uma caixinha de curativo. Já no banheiro masculino, são necessárias, somente, uma cartela de analgésico e uma de anti-histamínico.

459. A noiva pode comprar uma caixinha de madeira e colocar todos esses itens dentro. Ela não precisa se preocupar com papel higiênico, toalha e sabonete. Isso é responsabilidade da administração do local.

460. A onda do politicamente correto continua mais forte do que nunca e invadiu também os casamentos. Se você puder, que tal neutralizar a emissão de gás carbônico (CO_2) causada pela realização da sua festa? Há empresas especializadas nisso, elas calculam quantas árvores devem ser plantadas, cuidam do plantio e do acompanhamento do crescimento das plantas. E você ainda ganha um certificado pela grande iniciativa. Uma ótima idéia, nós recomendamos!

461. Faça um *checklist* de tudo a que está faltando um mês antes para não ficar estressada na semana do casamento.

462. Tente não discutir com o noivo durante os preparativos do casamento. Alguns se envolvem mais com a organização, outros, menos. Seja como for, não brigue, porque não vale a pena. Seja paciente e não leve tudo a sério demais. Continue fazendo tudo o que você gosta e nunca deixe de se divertir.

463. A organização do casamento é um período em que você tem muitas decisões para tomar. Fique calma, abstraia do que for desagradável e acredite que vai dar certo. Não adianta querer centralizar todas as tarefas e nem fazer mais do que você tem capacidade. É importante que seja um momento alegre e de união com o seu noivo e os familiares.

464. Faça tudo do jeito que você sempre sonhou, sem se preocupar em seguir as regras à risca. É claro que consultar especialistas é importante, mas procure seguir o seu sonho.

465. Se você optar por casar na sexta-feira, leve em conta o trânsito complicado deste dia, sabendo que os seus convidados vão se atrasar mais do que o normal. Por isso, marque o mais tarde possível.

466. Se você resolveu casar em pouco tempo e está com dificuldade de encontrar profissionais disponíveis, tente marcar o casamento para dias da semana ou num domingo.

467. Os noivos devem se preocupar em dançar e se divertir o tempo todo, porque a boa energia passa para os convidados e contagia todo mundo. Quanto ao andamento do evento, nem pense nisso. Isso faz parte do trabalho dos cerimonialistas.

468. Seja uma noiva presente. Dê atenção a todos os convidados, mas também aproveite muito o seu dia. Para tudo isso, a calma é algo indispensável. E lembre-se: não tem como não ser o dia mais emocionante da sua vida.

469. Faça um casamento que seja a cara de vocês dois. Permita-se quebrar algumas formalidades a fim de se divertir mais, afinal de contas, vai ser o seu dia.

470. O mais importante é tentar não se estressar, caso contrário você corre o risco de se tornar uma noiva neurótica. Ignore certos comentários e pense em tudo de bom que está acontecendo. E, no dia do casamento, se algo der errado, releve, afinal de contas, você está casando com o amor da sua vida. Existe algo melhor que isso?

471. Na hora de alugar um carro para levar a noiva à igreja, opte por modelos de cores escuras. O branco é bom deixar só para o vestido da noiva.

472. Nada de reservar o vôo da lua-de-mel para a manhã seguinte ao dia do casamento. Vocês estarão exaustos e não aproveitarão a noite de núpcias.

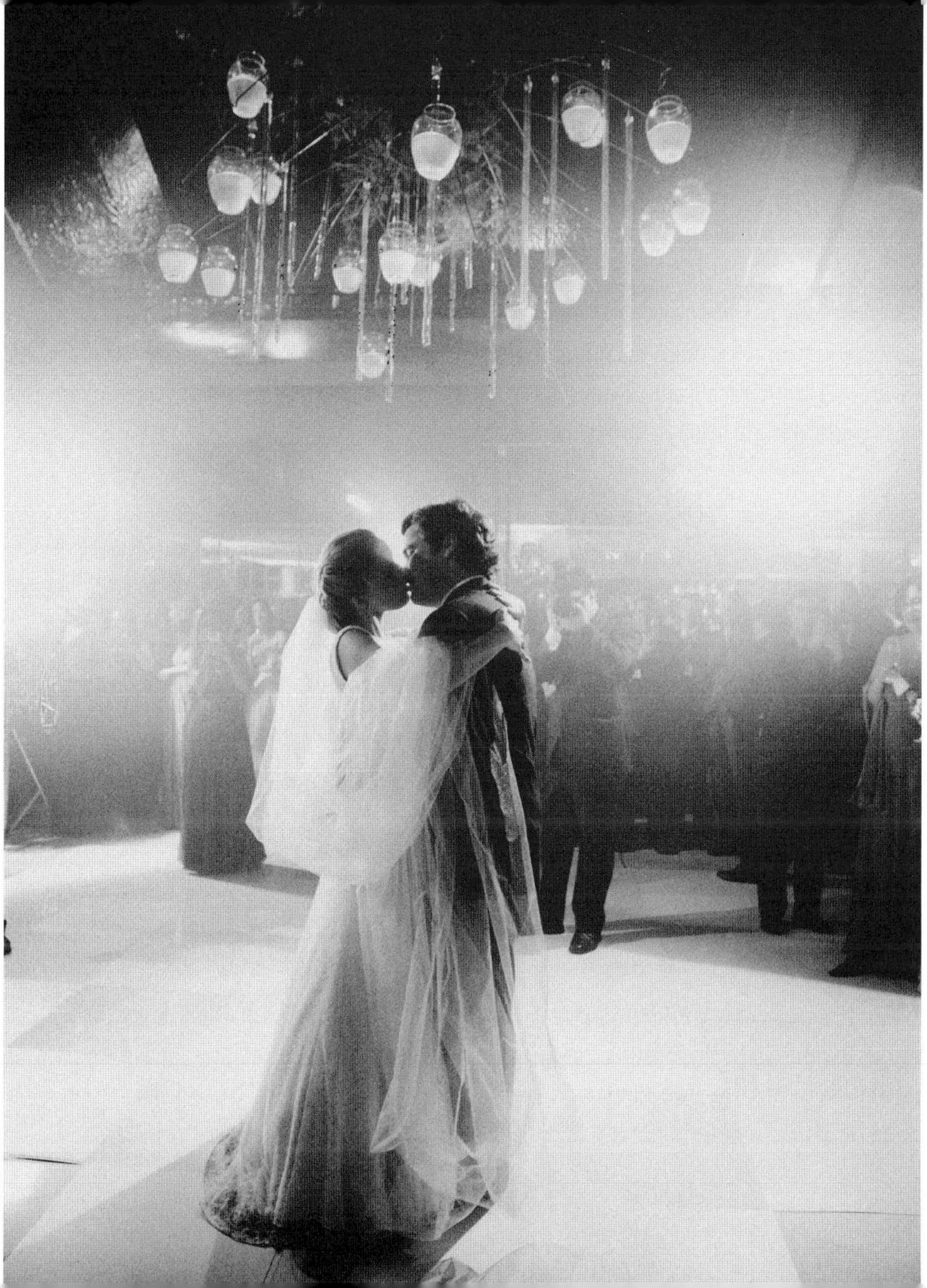

Renata Xavier

473. Durante os preparativos, podem surgir algumas saias justas entre noras e sogras. Ignore as críticas e tente administrar a situação da melhor forma, com muita calma. Lembre-se de que, por mais complicada que possa ser a sua sogra, ela é a mãe do seu futuro marido e deve ser respeitada.

474. Coloque um livro de mensagens ao lado dos bem-casados para as pessoas escreverem recados para vocês. Fica muito bacana e depois você ainda pode colar os cartões recebidos no livro. Sem dúvida, se tornará uma ótima lembrança do casamento.

475. Escolha uma suíte bacana para a noite de núpcias, de preferência num hotel perto da casa de festas. Vários hotéis oferecem pacotes especiais para este momento com direito a champanhe, flores, chocolates e café da manhã no quarto.

476. É fofo surpreender o seu amor com um lindo presente que marcará para sempre esta etapa especial da vida de vocês. Para elas, uma jóia ou uma lua-de-mel surpresa. Para eles, uma caneta bacana ou um relógio para usar no casamento.

15 dias antes

477. Ao fazer a mudança para a nova casa, não se esqueça de levar itens essenciais, como água, alimentos não perecíveis e produtos de higiene. O importante é que a sua casa fique preparada para recebê-los depois da lua-de-mel.

478. Marque uma reunião com o seu cerimonialista e faça um *checklist* de todo o evento. Deixe com ele listas de convidados, listas das pessoas que devem ser fotografadas e as últimas recomendações. Agora, relaxe e confie no profissional contratado.

479. Confirme com o seu agente de viagens se está tudo certo para a lua-de-mel. Providencie moeda local e cheques de viagens.

480. Arrume a mala para a lua-de-mel com antecedência e atenta para não esquecer nenhum item importante.

481. Compre uma linda camisola para a noite de núpcias. As brancas e longas são as mais pedidas. A primeira noite com o seu marido tem que ser perfeita!!!

482. Neste período, parece que tudo conspira para deixar a noiva estressada. Por isso, tente fazer atividades que te deixem relaxada, como caminhar, correr, mergulhar no mar, fazer uma massagem ou uma aula de ioga. Seja o que for, o importante é que você fique tranqüila.

Na semana do casamento

483. Faça uma lista com todos os itens importantes que você precisará para o grande dia. Acredite: a noiva sempre acaba esquecendo alguma coisa.

484. Informe o número definitivo de convidados ao bufê, ao decorador e ao local da recepção.

485. Faça uma agenda de telefones para eventuais emergências no casamento, incluindo empresas de táxi e todos os fornecedores que farão entregas no dia do evento, e deixe com o cerimonialista. Se não tiver contratado o serviço de cerimonial, entregue para uma amiga ou parente próximo.

486. Faça a última prova do vestido e leve-o para casa faltando poucos dias para o casamento. Deixe-o pendurado com capa na porta do armário ou no lustre. Todo o cuidado é pouco, afinal, você pode amarrotar a roupa ou até mesmo sujar e isso será um desastre.

487. Faça o ensaio com os pais, padrinhos, pajens e damas de honra, depois aproveite e faça um jantar de confraternização. Lembre-se de registrar o momento através de fotos ou de filmagem. Alguns profissionais de fotografia e filmagem registram os momentos que antecedem ao casamento. Fica muito bacana.

488. Confira e experimente todos os acessórios e, se for se arrumar fora de casa, coloque-os logo na mala que vai para o hotel.

489. Tente, se possível, não trabalhar na véspera do casamento, reserve um tempo para você e fique com as pessoas que você ama.

O grande dia

490. Fique calma no dia do casamento. Desligue o seu celular e deixa todas as preocupações com o seu cerimonialista.

491. Combine com um profissional (pode ser o estilista ou o maquiador) ou até mesmo com uma amiga para ajudar você a se vestir. Pode parecer simples, mas é sempre bom ter alguém por perto neste momento tão importante, ainda mais se o seu vestido tem muitos botões para serem fechados.

492. A noiva deve ficar pronta tempo suficiente para tirar fotos e se deslocar até o local da cerimônia. Combine o horário com o maquiador, com o fotógrafo e com o seu cerimonialista. Leve em conta imprevistos e o trânsito.

493. Se bater aquela fome repentina e você já estiver pronta e maquiada, opte por um *milk-shake*. Alimenta bastante e você não vai ficar sem o batom.

494. Dê atenção especial aos seus avós e, principalmente, não deixe de tirar muitas fotos com eles. Sortudos são os noivos que podem compartilhar este momento com os avós!

495. Jantou muito rápido na festa? Não tem problema! Peça para o seu cerimonialista guardar uma caixinha com salgadinhos, docinhos e um espumante bem geladinho para você e seu marido curtirem a noite de núpcias.

496. No dia do seu casamento, você pode tudo, então, aproveite o máximo!!!

Depois da lua-de-mel

497. Algumas lojas pedem que as trocas de presentes sejam agendadas antecipadamente. Faça tudo com calma em uma loja de cada vez. Assim, você terá certeza de que não terá duplicidade nos presentes.

498. As noivas ficam tão ocupadas com os preparativos da festa que se esquecem de preparar surpresinhas para a primeira noite na casa nova ou deixar a geladeira abastecida. Vale a pena se preparar para a volta da lua-de-mel. O maridão merece!

499. Depois de voltar da tão sonhada lua-de-mel, vocês podem inaugurar a casa nova fazendo um *open house*. O clima é de total informalidade, os amigos podem ser avisados por telefone ou e-mail. Não se preocupe com o cardápio. Salgadinhos, biscoitinhos e pizza serão perfeitos para esse tipo de confraternização.

Superdica

500. Preste atenção em tudo, porque a emoção faz você esquecer alguns momentos. Então, fique bem atenta e viva intensamente todos os segundos da cerimônia e cada minuto da festa para não recordar do seu casamento somente pelas fotos e pelo vídeo, mas para você guardar na lembrança, na sua memória.

Suas anotações

Apoiadores

A produção deste livro contou com o apoio das seguintes empresas:

Cappelli & Guanabara

21 2512-0800 / 21 2512-3814
Rua Jardim Botânico, 728/708 – Jardim Botânico – Rio de Janeiro – RJ
Estrada Caetano Monteiro, 1234 – Pendotiba – Niterói – RJ

Carmen Cohen

21 2256-0132 / 21 2257-0843
Rua Hilário de Gouveia, 30/330 – Copacabana – Rio de Janeiro – RJ

Lajedo

21 2435-9292
Estrada Boca do Mato, 803 – Vargem Pequena – Rio de Janeiro – RJ

Le Chocolat

21 2258-5127 / 21 8757-6864
Rua Ferdinando Laboriau, 175 – Tijuca – Rio de Janeiro – RJ

Louzieh Doces Finos

21 2236-2540 / 11 5092-3052
Rua Barata Ribeiro, 391/609 – Copacabana – Rio de Janeiro – RJ

Maia Bebidas Finas
21 2678-2770 / 21 7820-4645

Marias e Amélias Eventos Gastronômicos
21 2714-9876 / 21 3442-9876
Rua Maestro José Botelho, 32 – Vital Brasil – Niterói – RJ

Mobilli
21 2616-3470 / 21 9961-4731
Av. Rui Barbosa, 651 – São Francisco – Niterói – RJ

Spalla Turismo
21 2432-7916 / 21 3328-1834
Av. das Américas, 5001/243 – Barra da Tijuca – Rio de Janeiro – RJ

Tutti e Due
21 2294-1202 / 21 2249-3514
Av. Marquês de São Vicente, 52 – Shopping da Gávea, 2° Piso – Lj. 249 – Gávea – Rio de Janeiro – RJ

Daud Pacha Fotografia
21 2429-8180
www.daudpacha.fot.br

Klacius Ank Fotografia
21 2568-4138 / 21 9182-8639
www.klacius.com

Patricia Figueira
21 2705-0198 / 21 8716-7479
patriciafigueira.com.br

Renata Xavier Fotógrafa
21 2711-3708 / 21 8668-3708
www.renataxavier.com.br

Hama Editora

Atitude para uma comunicação de resultados

Hama Editora é um empresa de comunicação especializada na produção e edição de livros e revistas segmentadas. Inicialmente, a empresa era dedicada à produção gráfica, mas, ao perceber a demanda do mercado, ampliou sua área de atuação para a produção editorial. Assim surgiu a *Papel & Arte - A revista da papelaria,* que, durante muito tempo, foi o principal produto da editora. A experiência bem-sucedida na produção da revista abriu caminho para a edição de livros como *Depois do Fim* e *Gestão Estratégica de Papelaria*, para a criação do *Guia Brasileiro da Papelaria* e, mais recentemente, da revista *Noivas Rio de Janeiro*. O objetivo da Hama Editora é produzir soluções de comunicação através de uma atuação marcada pela agilidade, comprometimento, respeito e transparência com clientes, funcionários e fornecedores. Em sua sede própria no Rio de Janeiro e em seu escritório em São Paulo, a empresa mantém uma equipe de profissionais qualificados nas áreas de programação visual, jornalismo, administração, circulação e promoção de livros, revistas e jornais. Para saber mais sobre nossas produções acesse www.hamaeditora.com.br.

Nossas revistas

RIO DE JANEIRO NOIVAS

Trimestral - 15 mil exemplares
www.noivasriodejaneiro.com.br

PAPEL & ARTE

Mensal - 25 mil exemplares
www.papelearte.com.br

Nossos lançamentos em livros

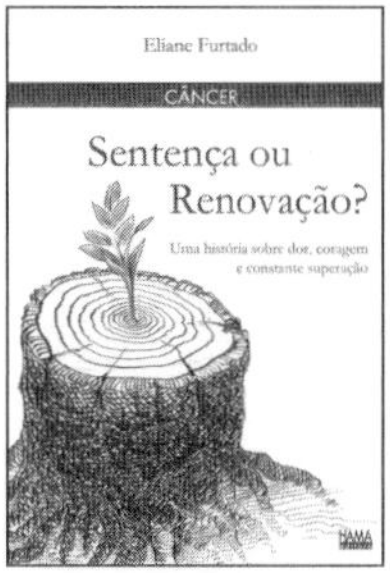

Câncer: Sentença ou Renovação?
Longe de um discurso piegas, a jornalista Eliane Furtado esclarece o que é a doença, fala sobre a decisão de enfrentá-la, de sua opção pela vida e sobre a cumplicidade com os profissionais, evidencia como reencontrar a fé e explora as relações humanas diante do trágico.
ISBN: 9788586962066 - 206 páginas

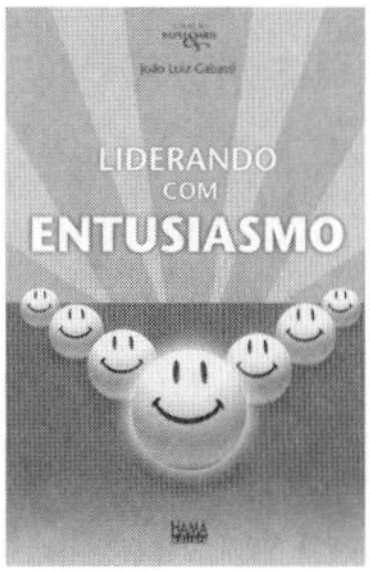

Liderando com Entusiasmo
Uma reunião de artigos do professor e gestor estratégico João Luiz Gabassi que tratam do assunto liderança sob a ótica da rotina diária, do conhecimento acadêmico e da espiritualidade.
ISBN: 8586962074 - 96 páginas

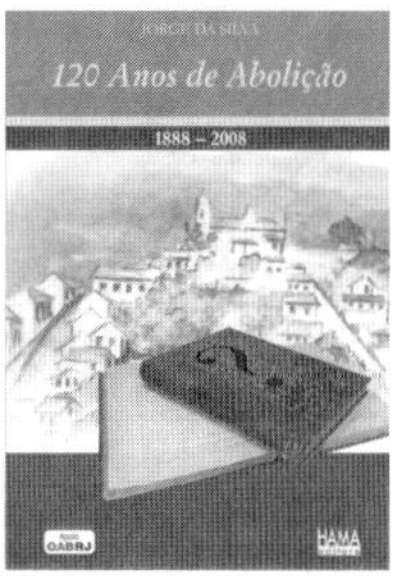

120 Anos de Abolição - 1888/2008
O cientista político Jorge da Silva nos atualiza sobre questões a respeito da abolição da escravatura no Brasil, ainda hoje, não resolvidas e seus desdobramentos em nosso cotidiano.
ISBN: 8586962082 - 170 páginas

Impresso na Ediouro
Rio de Janeiro, agosto de 2008

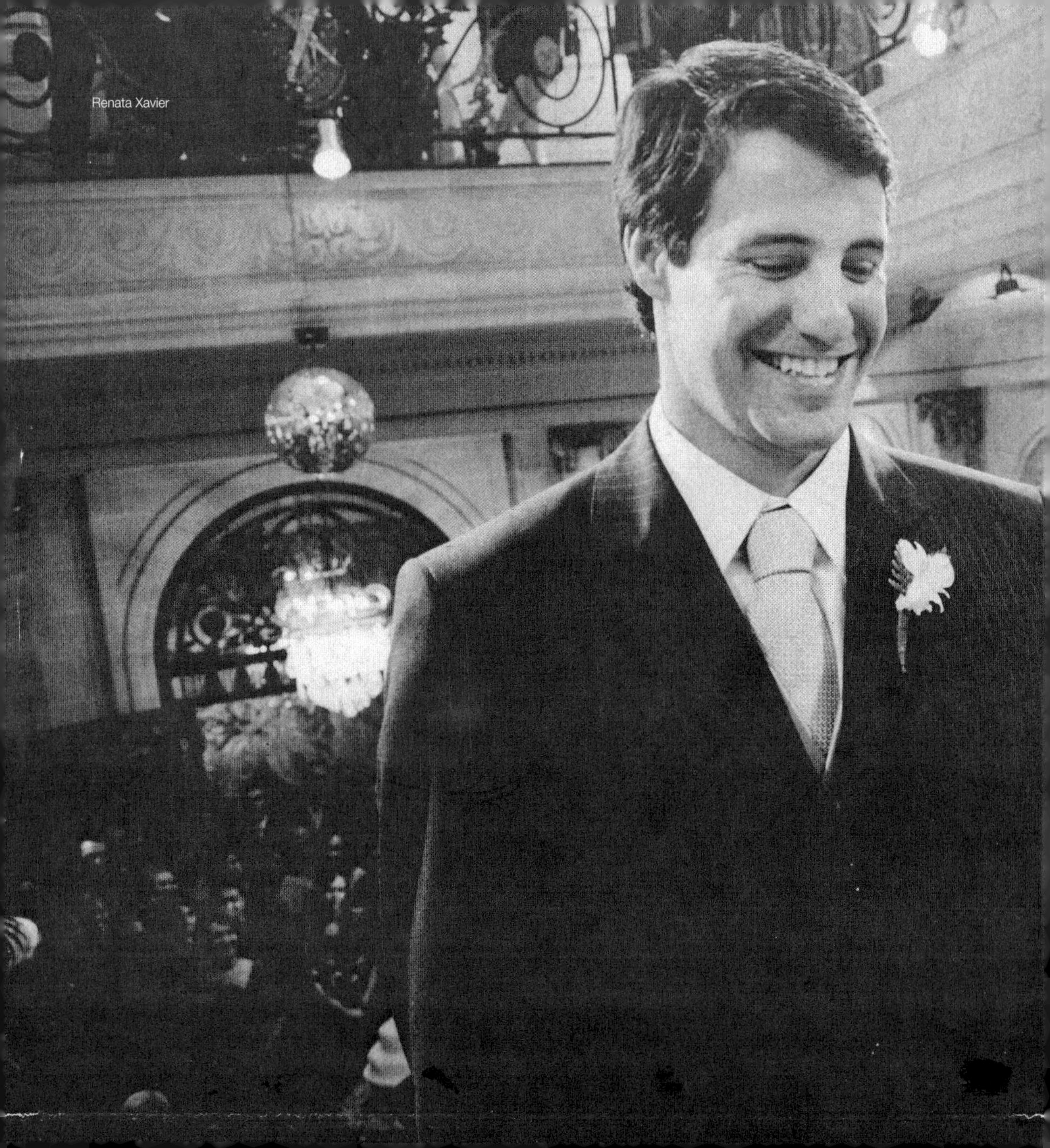

Renata Xavier